重重提起

Wellness Recovery Action Plan

輕輕放下

學習處理身體和情緒症狀的自助技巧很容易

但是當處於最艱困的時刻

還能運用自助方法

且讓它成為生活的一部分

卻是一種極大的挑戰。而在艱困時期

也是自助方法最能產生功效的時候

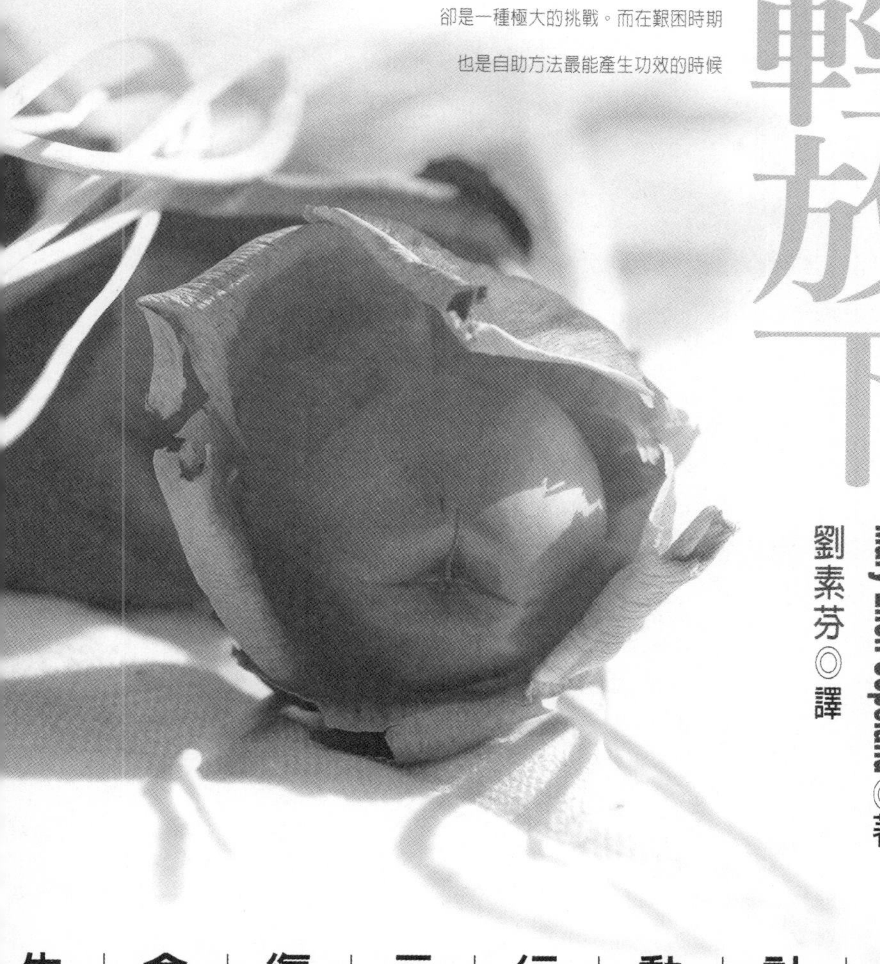

Mary Ellen Copeland◎著

劉素芬◎譯

生命復元行動計畫

這本書是獻給Jane Winterling，她激發了此書的靈感和想法；Alan McNabb，她為這個計畫命名；以及眾多的評論者（reviewers）和編輯。同時也獻給所有在佛蒙特州貝德福市參與八天復元系列課程的人們，因為他們堅持找到對自己有用的方法。

自　序

我和患有精神疾病的人們一起工作已經九年了，這些人的症狀有的輕微有的嚴重，他們的症狀也常因爲各種不同的身體疾病而惡化；同時我也接觸其他罹患慢性疼痛的人。

這本書是我個人在被診斷爲患有躁鬱症、憂鬱症、纖維性肌肉炎（fibromyalgia）以及慢性肌筋膜疼痛症候群（chronic myofascial pain syndrome）之下，不斷追求健康和促進生活品質的成果。

十五年前，多年來的高成就和生活樂趣突然轉變成困惑、挫折和痛苦的狀態。對於這個突如其來的轉變，我感到相當的不悅，我想回到以往的生活，想要工作，想要玩樂，想與家人及朋友共享歡樂時光。

我試圖找出和我有同樣問題的人是如何成功地因應每天的生活，但卻只增加我的挫折。我的精神科醫師一開始答應提供我這個訊息，隨後又告訴我沒有人做得到。我的其他醫師則是勇敢地試著說服我，這個讓我身體失去功能的劇烈疼痛和其他不可思議的症狀，其實「都是因爲腦袋出了問題」。

我堅持尋找答案並且彙集我的研究結果，一方面是爲了我自己，同時也爲了方便其他人使用，而這也引導我走向一個成果豐碩的旅程，更加確認和肯定我對人類經驗豐富性的信念。從出版社到大型的醫療中心，從阿拉斯加的蠻荒地區到精神醫院的病房，我很榮幸能被邀請參與一些人的生命，他們的勇氣和毅力令我印象深刻並且不斷激勵我。

經由建構復元資訊的過程，我發現了一些想法與策略，它們簡單而安全，卻能創造生命的重大改變。我持續搜尋這些策略並且與他人分享，同時也教導其他人成爲心理健康教育者（mental health educators）。

我在佛蒙特州的貝德福市一起工作的團體，曾抱怨復元過程太過令人混淆。經由他們的刺激和辛勤工作，以及一位非常有技巧的心理健康工作者的努力，我們設計出了一套大家認爲對他們有用的方法。

這套方法被熱烈地接受，所以我決定將它出版和宣傳出去，讓它能被廣泛地使用。雖然這是爲精神疾病患者而發展的，但是它對於有各種健康問題的人，甚至一些沒有明顯症狀但想要維持健康的人同樣有用。裡面也包括一篇選擇性的新章節——危機後計畫（Post Crisis Planning）。此外Richard Hart建議額外增列復元後計畫至復元行動計畫中，他是來自西維吉尼亞的心理康復促進者。

我自己一直使用我自己的復元行動計畫（WRAP），它對我而言非常有用。當事情開始「不對勁」的時候，我的伙伴會提醒我「你的復元行動計畫（WRAP）在哪裡？」

Mary Ellen Copeland

復元之路不是夢

在二〇〇二年九月至十二月期間，我訪視美國幾個成功的社區復健方案時得知這本書。一群正在美國丹佛市接受個案管理課程訓練的精神病友們提及此書，認爲對他們自己很有幫助。他們所接受的是一套密集且完整的課程與實習方案，準備未來成爲個案管理助理。這只是精神病患復元過程中的一種可能性，有人甚至完成心理學博士學位，成爲精神病患人權鬥士，如美國的Pat Deegan。波士頓大學精神復健中心作過一項研究，他們透過各種管道找到五百位患有精神疾病，目前正從事各類專業工作者，顯示精神病患仍可以穩定從事較高層級的工作。有的病友則是重回學校唸書、或結婚生子、或是找到自己喜愛的任何工作；無論是什麼目標，只要是病友自己想要的，覺得有意義即可。這代表即使患有精神疾病或其他的重大疾病，重新獲得生命的力量，建構有意義且有品質的生活不是夢，是相當可能，且眞實存在的。其關鍵在於燃起希望，萌生意願並付諸具體行動。那也就是爲何我使用「復元」而非「復原」了。曾經發生在生命中的重大事件，對個人的影響很難抹滅，也可能伴隨我們一生，我們的生命再也無法重回過去，但是我們可以重新建構生活，即使創傷或影響仍然存在。

這本書即是提供具體的方法，協助個人「自助」。當然專業人員也可以運用這本書，協助病友逐步建構自助的各種方法。這本書是Mary Ellen Copeland女士由自身經驗中發展出來的，她由憂鬱症的苦難中掙扎而出，如今成爲美國精神醫療界知名之士，到處演講激勵其他的病友。自助的方法並不困難，關鍵在於發展出適合自己的一套工具，並且持之以恆。本書協助個人發展自己的一套維護健康的方法、敏銳覺察讓狀況惡化的徵兆、預先訂定危機處理計畫等；後面的附錄更提供許多有用的例子，例如放鬆的技巧和建立個人支持系統的方法。Mary Ellen在她的序言中也提到這本書對任何想讓自己更好的人都有幫助，我相信是的。

這本書的出版要感謝劉素芬小姐願意協助翻譯，她曾經與精神病友一起工作，對於翻譯此書抱持高度的興趣，她個人也喜歡書中的理念。當然也更要感謝揚智文化出版公司對此書的認同。相信此書能夠帶給原本無法掙脫窒息困境者一套良方，我們可以因此穿透烏雲，看到背後那一直存在的陽光！

宋麗玉

國立暨南國際大學

社會政策與社會工作學系教授

譯 序

二○○一年，因緣際會地到了花蓮玉里從事慢性精神疾病患者社會復健的研究工作，有機會與慢性精神疾病患者相處共事，那是一個非常寶貴的經驗。慢慢地相熟之後，我才明白對游走於現實與虛擬的精神疾病患者而言，這破碎不堪的世界需要極大的勇氣和毅力來面對縫補，而踏出的每一步都是何其不易。

事實上，只要在症狀穩定的情況下，精神疾病患者和你我並沒有兩樣，可以如常地生活、工作和娛樂，同樣對社會有所貢獻。只是一旦生命幽暗低潮來臨，他們比起一般人需要更多的精力、勇氣和支持來面對，在這個時刻，除了個人內在力量之外，來自家人、親友和專業人員的支持也是不可或缺的力量。

坊間有關精神與心理方面的書籍雖然眾多，但是實際指引與疾病相處的書籍和手冊卻寥寥無幾。因此，很高興有機會推薦國人這本相當實用的小書，這本書適用於每一個追求平衡生活的人，並不侷限於精神疾病患者。透過循序漸進的練習與堅持，再加上一點勇氣與毅力，您會發現自己從中獲益無窮。

劉素芬

目　錄

概 述

使用復元行動計畫可以讓你感覺好一點，並全面提升你的生活品質。

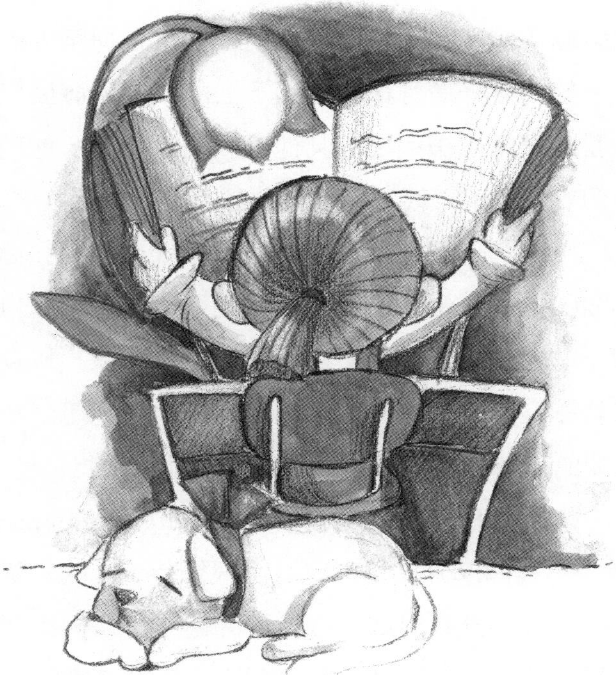

復元行動計畫是一個結構性的方法，目的是爲了監控不舒服和令人痛苦的症狀，以及經由有計畫的反應來減少、修正或消除這些症狀。它也包括當你的症狀讓你無法做決定、照顧自己和保護自己時，別人該如何回應的計畫。使用過這個方法的人們私下表示，讓他們覺得自己有充分的準備，這個方法常可讓他們感覺好一點，並且可以全面地提升他們的生活品質。

這個系統性方法是由那些已經應付各種精神症狀多年、努力變好並且繼續生活下去的人們所發展出來的。我將這個方法與罹患其他疾病的人分享，他們覺得這個方法也可以輕易地被應用於其他疾病。

使用一個三孔活頁夾、一套標籤，以及三孔活頁紙（lined three ring paper），罹患症狀的人們可以自己發展一個「健康工具箱」（Wellness Toolbox）以及六種監督和反應的方法。在這個過程中他／她可以找自己想要的支持者與健康照顧專業人員協助。

步驟一是日常生活維持計畫（daily maintenance plan）。第一個部分描述當你狀況很好時，你的感覺如何；第二個部分列出爲了維持你的健康，每天需要做的事情；第三個部分是列出你那天可能需要做的事情。

步驟二處理刺激因素（triggers）。第一個部分找出如果發生了哪些事情，可能會讓不舒服的症狀開始產生；第二個部分是如果發生任何一個刺激因素時要怎麼做。

步驟三處理初期警訊（early warning signs）。第一個部分包含確認那些可能意味著情況開始變糟的細微徵兆；第二個部分是如果發現任何一個初期警訊時要怎麼做。

步驟四處理當情況變得更糟但尚未形成危機時所產生的症狀，這個時候你仍可以自己採取行動；第二個部分是如果任何一個症狀出現時，應該要做什麼的計畫。

步驟五是危機計畫（crisis plan）。它界定出那些讓你無法再做決定、自我照顧和保護自身安全的症狀，這是讓協助者和健康照顧專業人員使用的計畫。

計畫過程由發展一個健康工具箱開始，這是一套你已經使用或是想用來維持健康，以及當你感覺變糟時協助復元的技巧和策略。

第一部分是界定當你健康時你的狀況是如何。第二個部分指出那些表示你需要別人照顧的症狀。第三個部分寫出那些協助者的名單，並且確定他們的角色。第四個部分確認哪些藥物對你是必要、沒問題的，哪些則否，以及原因爲何。第五部分提供你自己幾個選擇，假如可能的話，使用居家、社區照顧或喘息中心的方案來取代醫療場所。第六個部分指出假如有必要時，哪些治療設備對你而言沒問題，哪些則否，以及原因是什麼。第七個部分指出假如有必要時，哪些治療對你而言沒問題，哪些則否，以及原因爲何。第八個部分是仔細說明當症狀變嚴重時，哪些部分是你想從協助者那裡得到的，哪些是不想要的。第九個部分是告知協助者，你不再需要使用危機計畫的時機。

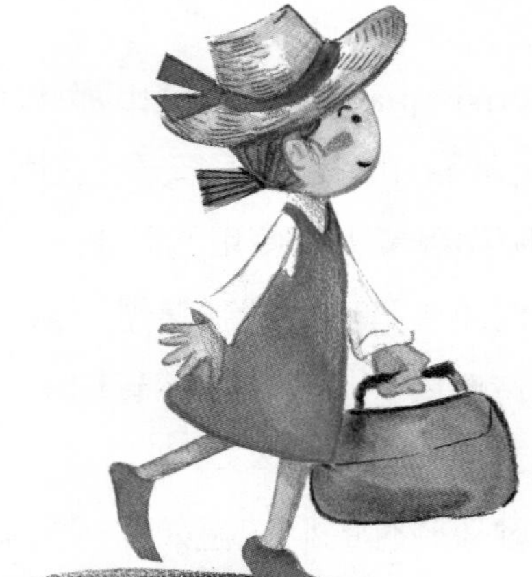

步驟六，危機後計畫是一個最新加入的部分。它和你的復元行動計畫其他的部分不一樣，

因爲當你恢復健康時它會不斷地改變，例如，危機發生後的第二個星期，你可以預期會覺得比第一個星期狀況更好，而你的日常活動會因此有所改變。危機後計畫表可以協助你擬定內容。

誰可以使用復元行動計畫？

當我們處於步伐快速的社會而瀕臨失控時，復元行動計畫幫助我們避免或是應付這種狀況。

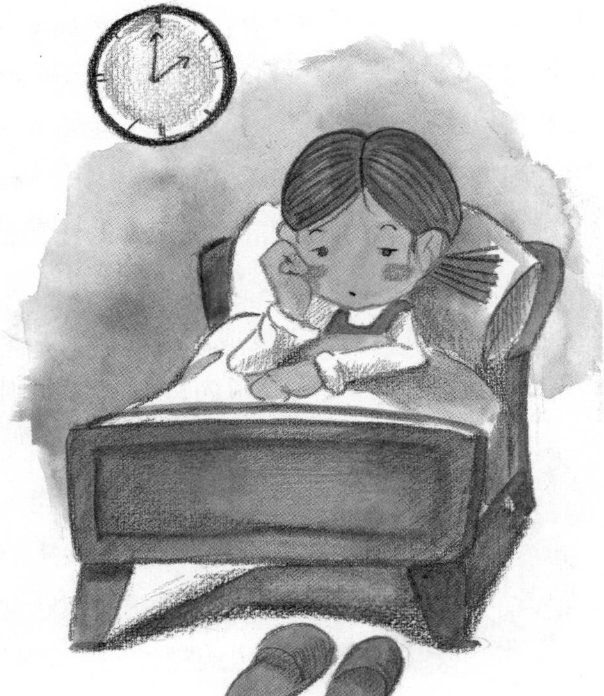

回答誰可以使用這個計畫的問題很簡單。

任何一個想要讓生活有正向的改變，或是想要增加生活樂趣的人都可以使用這個計畫。這可能意味著他們想要有效地管理某部分的生活領域，以減少舉凡從憂鬱症到關節炎、從恐慌症發作到糖尿病等生理或精神的痛苦；也可能表示他們想減少像躁鬱症、氣喘或纖維性肌肉炎等疾病急性發作的機率。每當我在工作坊和研討會說明這個計畫時，總是獲得相同的回應「這是我可以爲自己做的事，這個可能對我有用」。

下面的例子將會幫助你瞭解當我們處於步伐快速的社會而瀕臨失控時，這個計畫如何幫助我們避免或是應付這種情況。這種情況被很巧妙地叫做「耗竭」，大部分是因爲工作過度或是處於過大的壓力而無暇照顧自己。「耗竭」如果沒有適當處理，將會干擾日常生活功能，甚至造成嚴重的疾病。

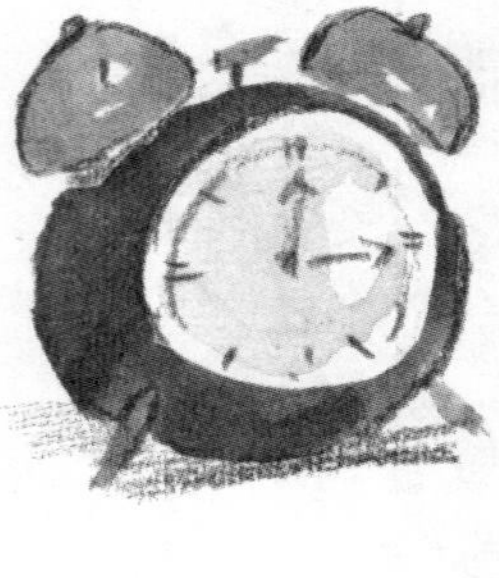

耗竭的症狀常以身體或精神的不適顯現，它們包括：

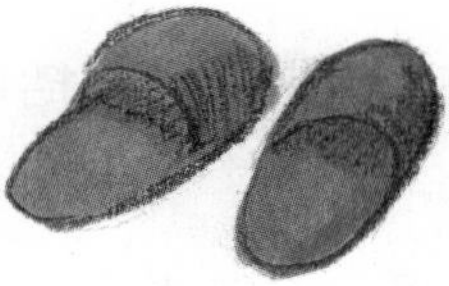

易怒

睡眠不正常

焦慮增加

記憶力變差

感覺「昏昏沈沈」

感覺像是個失敗者

感覺負荷過重

覺得在感情上與生命中有意義的事情很疏離

決策能力降低

注意力不集中

憤怒

急躁

任何事都覺得沒有價值

感覺無助、無望和無用

當你發覺有這些症狀時，你可能正要耗竭或已經耗竭。那麼你可以擬定你的復元行動計畫來處理耗竭的問題。

很不幸地，許多人試著更努力地做每一件事，以爲這樣可以克服耗竭，但這種方法注定會失敗。你需要爲自己做的事包括：

停止或減少花在處理工作和其他責任的時間

休息

說話和哭泣的時間（參見附錄中的同儕諮詢）

各式各樣有創造力的活動（參見附錄中的創造力活動）

避免從事會增加壓力的活動

允許自己說「不」

如果你依照你的計畫進行，你將會發現象徵著你耗竭的感覺會開始減弱，如果它們沒有減弱，你可能需要改變你的計畫，在這本手冊後面的章節包含更多的指引，或是和健康照顧專業人員討論。

準備開始

你可以使用筆記本、電腦、錄音機來記錄，或準備一本活頁簿，或找一位朋友協助。

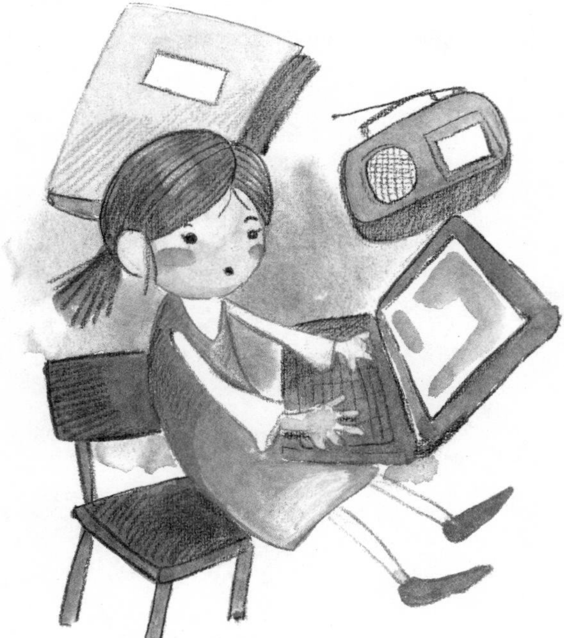

你可以使用任何一種筆記本或是紙張來發展你的復元行動計畫。你可以利用電腦或錄音機來記錄你的反應。但是，大多數的人發現最方便的方式是使用活頁夾（ring type binder）（一英吋厚即可）、分頁紙或標籤、活頁紙，以及可以書寫的工具。你也可以選擇一位朋友或其他協助者給你支持和回饋——但這隨你個人決定。如果你不喜歡寫字，也可以請別人幫你寫下計畫，只要你告訴他們要寫些什麼。

1 發展一個健康工具箱

這是一份清單，包含你過去為了維持健康所做的或可以做的事，以及可以幫助你改善狀況的事，這些工具可以用來發展你自己的復元行動計畫。

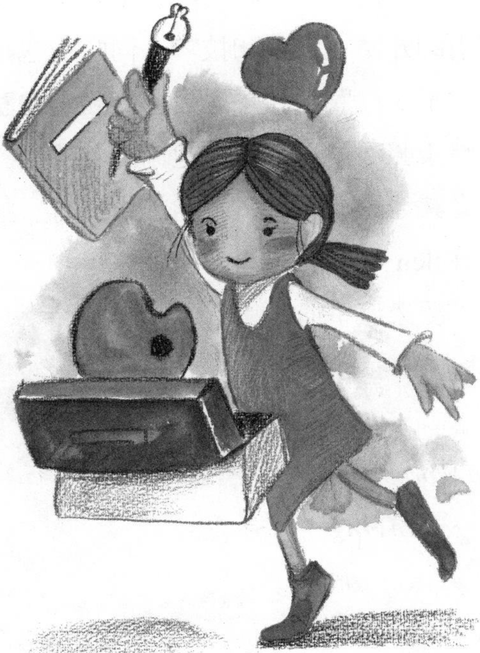

發展復元行動計畫的第一個步驟，就是發展一個健康工具箱。這是一份清單，包含你過去爲了維持健康所做的或是可以做的事情，以及當你感覺狀況不佳時可以幫助你感覺變好的事情。你將會使用這些「工具」（tools）來發展你自己的復元行動計畫。

在你的活頁夾前面插入幾張紙，在這些紙上寫下你平常需要用來維持健康的工具、策略和技巧，還有那些用來協助你感覺變好和解除不舒服的症狀，經常或偶爾使用的方法、策略和技巧。同時也包括那些你過去做過的事、你聽到和想過你可能願意嘗試的事，以及你的健康照顧提供者和其他協助者建議的事情。你也可以從其他的自助書籍中的工具獲得一些想法，例如Mary Ellen Copeland的著作，包括《憂鬱症手冊：與憂鬱症和躁鬱症共存的指引》（*The Depression Workbook: A Guide to Living With Depression and Manic Depression*）、

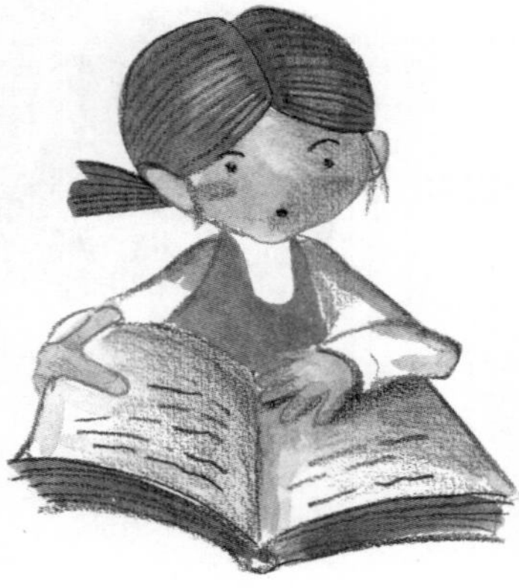

《拒絕憂鬱症和躁鬱症：維持情緒穩定的指引》（*Living Without Depression and Manic Depression: A Guide to Maintaining Mood Stability*）、《憂慮控制手冊》（*The Worry Control Book*）、《戰勝疾病復發》（*Winning Against Relapse*）、《治癒被虐的創傷》（*Healing the Trauma of Abuse*），以及《孤獨手冊》（*The Loneliness Workbook*）。你可以從「戰勝發病方案」（*Winning Against Relapse Program*）以及「與憂鬱及躁鬱共存的策略」（*Strategies for Living With Depression and Manic Depression*）的錄影帶中得到其他的想法。

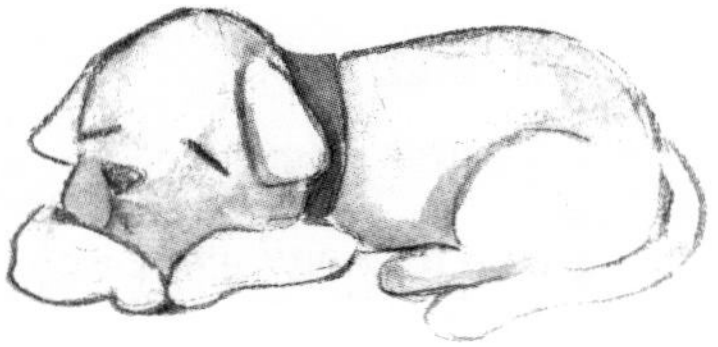

下列清單包括最常被用來維持健康和解除症狀的方法，如果這個方法前面有星號，代表你可以從本書的附錄中找到更多的資訊。

- 和朋友談談——很多人發現這真的很有幫助
- 和健康照顧專業人員談談

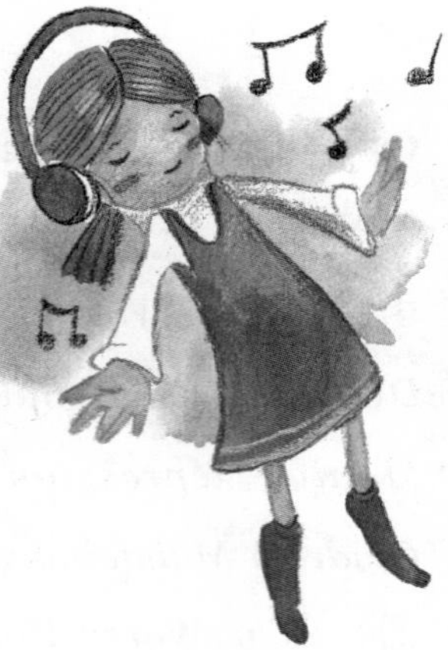

- *同儕諮詢或是彼此互相傾聽
- *冥心法練習
- *放鬆和壓力減輕運動
- *引導式想像（guided imagery）
- *寫日記——寫在筆記本上
- *具創造力、正向的活動
- *運動
- *注意飲食
- *透過眼睛的光線（light through your eyes）
- *額外的休息
- 找時間從家庭或工作責任中喘息一下
- 熱敷或冷敷
- 服用藥物、維他命、礦物質、草藥補品
- 參加支持團體
- 和你的諮商師會面
- 做某些「普通的」事情，例如洗頭髮、刮鬍子或工作

- 檢查藥物
- 尋求他人的意見
- 打給生命線
- 讓你自己多接觸積極、正向、有愛心的人
- 穿著讓你感覺愉快的衣服
- 回顧舊時照片、剪貼簿和照相簿
- 列出你的成就
- 花十分鐘寫下每一件你所想到關於自己的好事
- 做會讓你大笑的事情
- 爲別人做些特別的事
- 做些瑣碎的小事
- 重複正向的自我肯定
- 專注並欣賞現在所發生的事情
- 洗個熱水澡
- 聽音樂、彈奏樂器或唱歌

你的工具清單也可以包括你想避免的事情，例如：

- 酒精、糖和咖啡因

- 上酒吧
- 過度疲勞
- 特定的人

當你發展你的復元行動計畫時，參考這些清單。把它放在夾子的前面，方便任何時候你覺得需要修改全部或部分的計畫時使用。

2 日常生活維持計畫

當你感覺不舒服時，日常生活維持計畫可以提醒你「處於健康」的感覺是什麼。

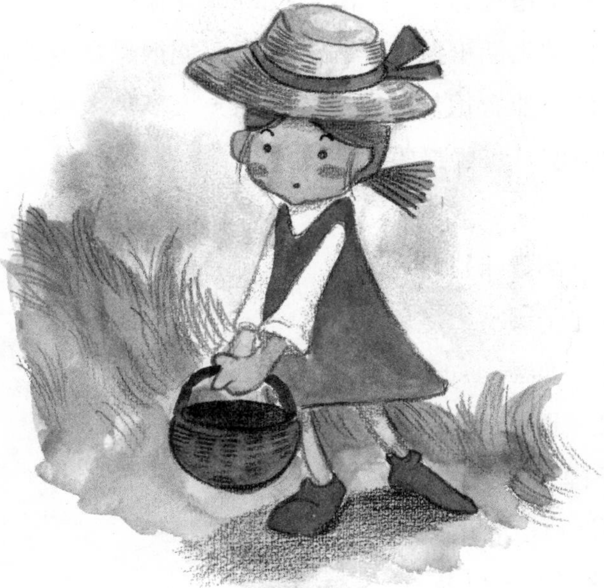

你可能已經發現你每天需要做某些特定的事情來維持健康。把它們寫下來，提醒自己每天做這些事情對於邁向健康是很重要的步驟。日常生活維持計畫可以幫助你找出那些維持你的健康所需要做的事情，然後根據這個來規劃你的生活。同樣地，當事情已經好轉一段時間但你又發現自己開始感覺變糟時，找一個地方，提醒你過去做什麼讓你變好是很重要的。當你開始感覺不對勁時，你通常可以從你的日常生活維持工作表中追查到某些你沒有做到的事情。

日常生活維持工作表看起來可能很愚蠢或太過簡單，你可能會很想略過它。然而，大多數人發現這是他們整個計畫中最重要的一部分。

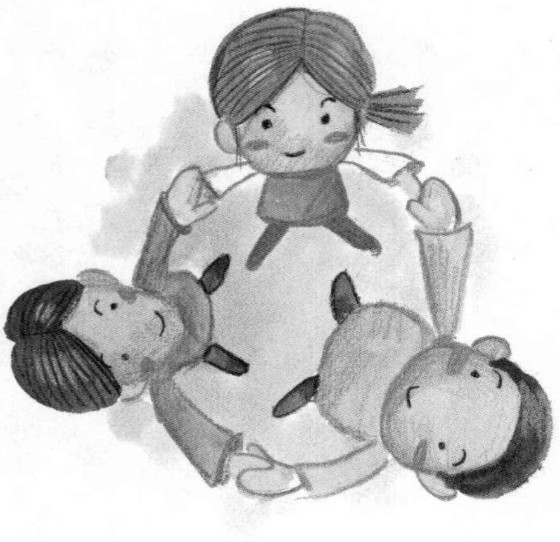

在第一個標籤上寫下「日常生活維持工作表」的字眼，將它插進夾子裡，並附上幾張活頁紙。

在第一頁描述

當你感覺很好時的你自己，把它寫在工作表格上。下列是一些其他人使用過的形容詞：

開朗的	快樂的
興高采烈的	享受人群
健談的	引人注目的
直率的	華麗的
愛熱鬧	活躍的
喋喋不休	樂觀的
有活力的	理性的
精力旺盛的	負責任的
幽默的	勤勉的
開心果	好奇的
樂於助人的	內向的
容易相處的	沈默寡言的
好辯的	含蓄的
不隨和	靦腆的
強迫的	順從的
容易衝動的	輕鬆的
滿足的	快速的學習者

平和的　　沈思的

冷靜的　　有能力的

安靜的　　能幹的

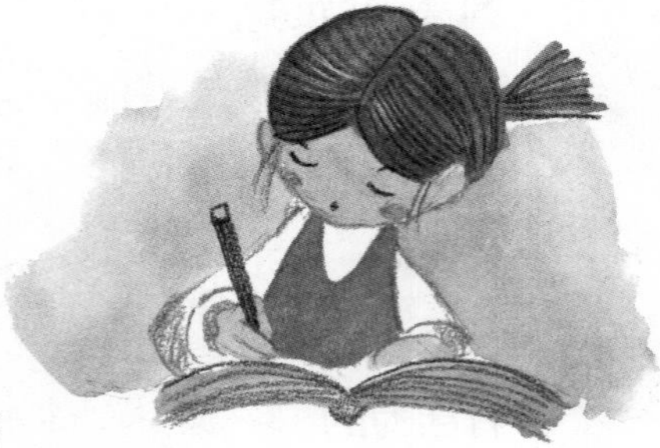

當你感覺不舒服時，它有助於提醒你「處於健康」的感覺是什麼。

在次頁列出就你所知爲了維持你自己的健康，你每天需要做的事情。每個人的清單都不相同。

下列是一些人的方式（你可以改變次數和時間以符合你的需要）：

- 吃三份健康餐和三份健康的點心
- 至少喝六杯水（每杯八盎司）
- 避免咖啡因、糖、垃圾食物、酒精
- 至少運動半小時
- 至少曬半小時的戶外陽光

- 服用藥物
- 吃些維他命補充品
- 有二十分鐘的放鬆或緩衝時間
- 寫至少十五分鐘的日記
- 至少花半小時來享受一個有趣、正向和／或有創造力的活動
- 向能真誠相處的人尋求支持
- 和我的伴侶聊天至少十分鐘
- 自我檢視：我在生理、情緒和精神層面如何
- 去工作，假如今天是上班的日子（有些人會爲工作或不工作的日子分別寫一個日常生活維持工作表）

在下一頁（或是下面數頁，如果你需要使用好幾張紙的話）做一個提醒的工作表單，記錄那些你可能需要做的事情。透過閱讀這個日常生活工作表有助於我們維持生活正軌。

我需要做（或是它可能是好的）：

- 按摩／馬殺雞

- 花些時間和我的諮商師、個案管理師等人在一起
- 和我的健康照顧專業人員安排時間見面
- 花時間和好朋友在一起
- 花額外的時間和我的伴侶相處
- 和我的家人保持連繫
- 花時間和小孩子或寵物在一起
- 做同儕諮詢
- 睡久一些
- 做一些家事
- 買日常生活用品
- 洗衣
- 有一些個人時間
- 週末計畫有趣的事
- 在晚間安排有趣的事
- 寫信
- 記得某人的生日或週年紀念
- 洗個熱的泡泡澡
- 外出散步或做些其他的戶外活動（園藝、釣魚等）

- 計畫一次旅行
- 打電話給我的贊助人
- 參加聚會或支持團體

這是復元行動計畫的第一個步驟。當它對你不再有幫助時，你可以撕下這幾頁，並且寫下新的工作表。

你可能會很驚訝你只是採取這些正向的方法，就能感覺如此美好。

3 刺激因素

如果我們對刺激因素不做回應，並以某種方式處理，它們可能真的會使我們的症狀惡化。

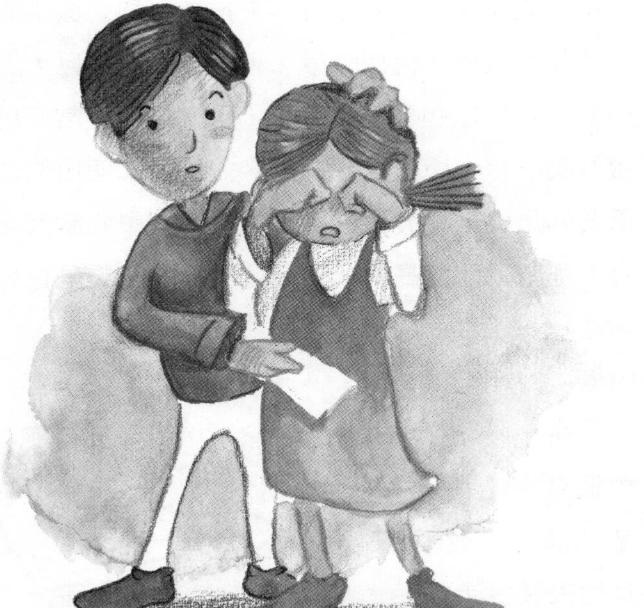

刺激因素指的是一些外在事件或環境，如果它們發生了，會導致或者可能導致非常不舒服的症狀。這些症狀可能會讓你感覺快要生病了，在我們的生活中對這些事件會有正常的反應，但是如果我們對它們不回應，並且採取某種方式處理，它們可能眞的會讓我們的症狀惡化。對症狀敏銳的察覺，以及發展計畫來處理發生的刺激事件，會增強我們因應的能力，並且避免更嚴重的症狀急性發作。推斷可能會發生的災難事件並不重要，例如戰爭、天然災害或是巨大的個人損失，如果這些事情發生了，只會讓你更常使用在刺激行動計畫中所描述的行動，並且增加使用的時間。重要的是眞正會發生的事，當你在列舉刺激因素時，寫下那些可能性高的、一定會發生的，或是在你的生活中已經發生的刺激因素。

在下一個標籤寫上「刺激因素」，並且加入幾張活頁紙。

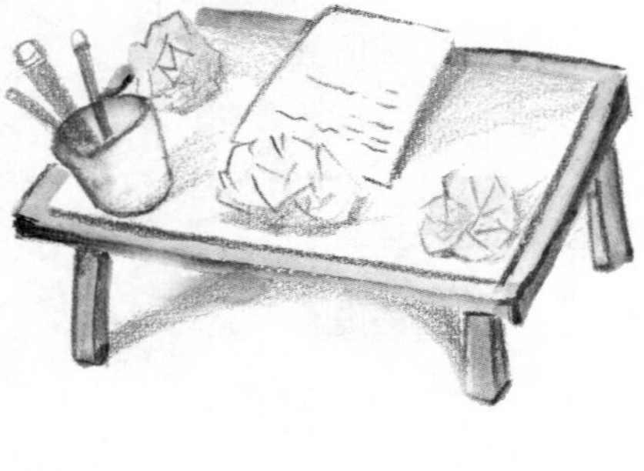

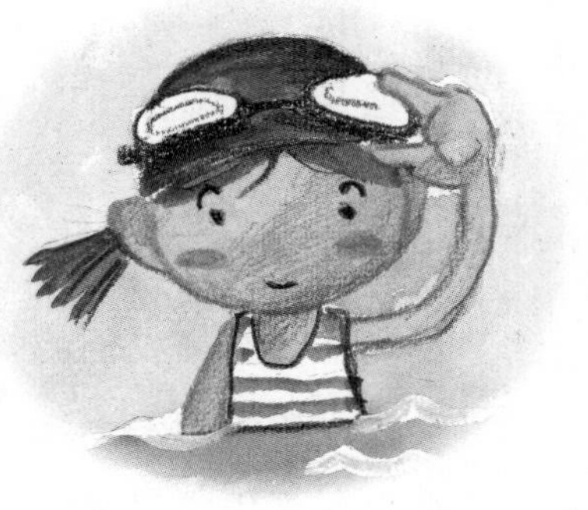

在第一頁，寫下那些如果發生了會導致你的症狀增加的事情。根據過去的經驗，這些事情可能會促發或增加症狀。

「如果下列事件或情境發生了，我將會進行某些列在下一頁的活動，以避免我的症狀加劇：」

喪失或創傷的週年日

創傷的新聞事件

變得過度勞累

工作壓力

家庭摩擦

關係結束

獨處太久

被評斷或批評

被嘲笑或奚落

財務問題

生理疾病

性騷擾

別人爆發憤怒的情緒

聽起來具有侵犯性的噪音（持續地）

變成代罪羔羊

被別人責備或迴避

有施虐者或者會讓我想起某個施虐者的人在周遭

會引發我被遺棄或被剝奪感受的東西

親暱的行為

過度的壓力

有人想控制我的生活

自責

（對說「不要」之類）有過度的罪惡感

物質濫用（substance abuse）

在下一頁，發展一個假如刺激因素發生時，可以協助你避免病情加重的計畫，包括那些過去有助於你的事情、從他人身上學到的想法，以及從附錄學到的方法。

範例

如果我有任何刺激因素發生，我將會進行下列活動：

- 確定我會做每一件列在我的日常維持計畫中的事情
- 打電話給可以提供支持的人，並且要求他們傾聽我所談論的事情
- 做一些深呼吸運動
- 記住，照顧我自己是理所當然的事
- 把負向思考轉化爲正向思考
- 從我覺得親近的人身上得到肯定
- 某種靈性的溝通——禱告或冥想

除此之外，下列的一些活動可能對你有幫助：

- 寫日記
- 散步
- 冥想（focusing exercises）

- 同儕諮詢
- 拜訪我的諮商師、個案管理員、贊助人，或和他們討論
- 在舒服的地方休息一下
- 享受一個有規劃的娛樂時間
- 玩樂器
- 唱歌或跳舞
- 參加社區活動
- 激烈的運動

4 初期的警訊

定期檢視初期警訊有助於我們覺察到它們的存在，並且它們惡化之前採取行動。

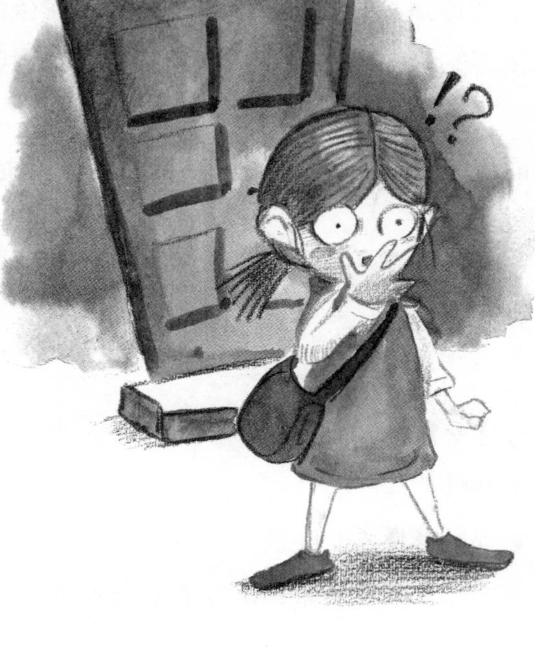

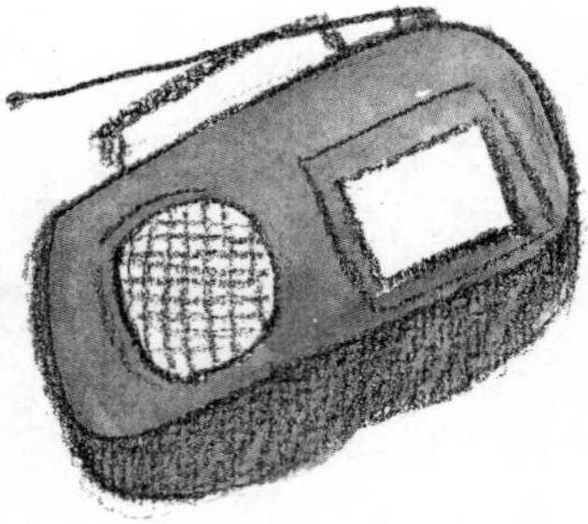

初期警訊是內在的，而且可能和壓力狀況下的反應無關。儘管我們盡最大的努力來減少症狀，但仍可能開始感受到初期警訊，細微徵兆的改變意味著我們可能需要採取更進一步的行動。

定期檢視初期的警訊有助於我們更能察覺它們，讓我們能在它們變得更糟之前採取行動。

在下個標籤寫上「初期的警訊」，並在後面附上幾張有橫線的紙張。在第一頁列出你已經注意到的初期警訊。

下面是一些其他人所描述的初期警訊，包括：

焦慮

神經質

健忘

無法感受歡愉

缺乏動機

感覺行動變慢或是變快

逃避做「日常生活維持工作表」上的事情

變得心不在焉

避開人群或是孤立

為無關緊要的事情感到困擾

開始有不理性的思考模式

感覺和自己的身體沒有連結

更容易生氣

更加消極

更常吸煙

無法守約

亂花錢在不需要的東西上

衝動

在沒有生理問題的情況下，動作協調感變差

疼痛

頭昏眼花

肌肉緊繃

過度憂慮

感覺沮喪或無望

物質濫用（譯按：各種物質形式的濫用，例如藥物濫用、酒精濫用等）

錯過高速公路的出口

無法扣緊安全帶

不回電話

關掉電話機

過度飲食

吃得太少

哭哭啼啼

強迫性的行為

感覺沒有用、無法勝任

變得神秘

控制的／或操縱的行為（列舉出來）

太過安靜

容易感到挫折

被棄或拒絕的感覺

渴望非法藥物或酒精

感覺不得不服用過多的疼痛藥物

詢問你的朋友／家人／鄰居他們所注意到關於你的初期警訊。

在下頁寫上你對初期警訊的回應方式。假如你注意到這些症狀，在你還可以時採取行動。使用附錄中的方法，以及其他你自己發現的技巧，並且發展一個你可以依循以減少初期警訊的計畫。

下面是一個範例：

我必須做的事情

- 不管我喜不喜歡，我都要做我的日常生活維持計畫
- 告訴協助者／諮商專家我的感覺，並且徵詢他們的建議。要求他們幫助我想出方法去執行他們的建議
- 每天進行同儕諮詢至少一次
- 每天做冥心法練習至少一次
- 每天做放鬆運動，一天三次，每次十分鐘
- 每天至少寫十五分鐘的日記
- 每天至少花一個鐘頭來做

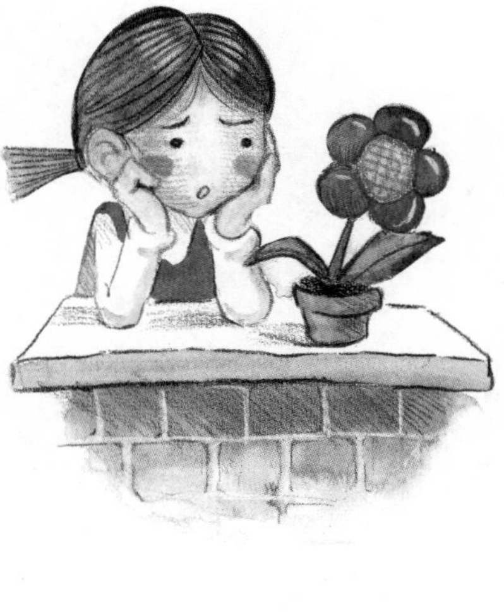

我喜歡的活動

- 請別人來替代我的家務工作一天
- 參加支持團體的聚會

我可以做的事，假如它們對我有益的話

- 去找我的精神科醫師或其他的健康照顧專業人員
- 讓自己身邊圍繞著有愛心和堅定的人們
- 花一些時間和寵物在一起
- 讀一本好書
- 跳舞、唱歌、聽好音樂，以及玩樂器
- 運動
- 釣魚
- 放風箏

5 當事情失控時

這是一個非常重要的時刻，必須立即採取行動來預防危機。

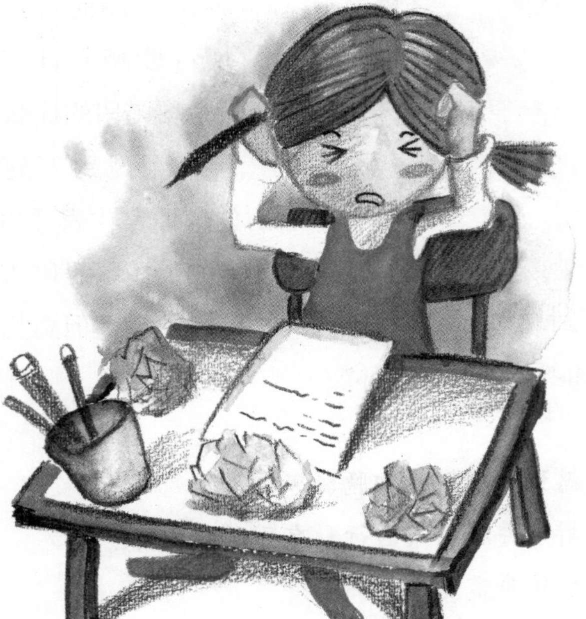

即使我們盡了最大的努力，我們的症狀仍然可能變得令人感到非常不舒服、嚴重，甚至危險的地步，但是我們仍能夠靠我們自己採取某種行動。這是一個非常重要的時刻，必須立即採取行動來預防危機。

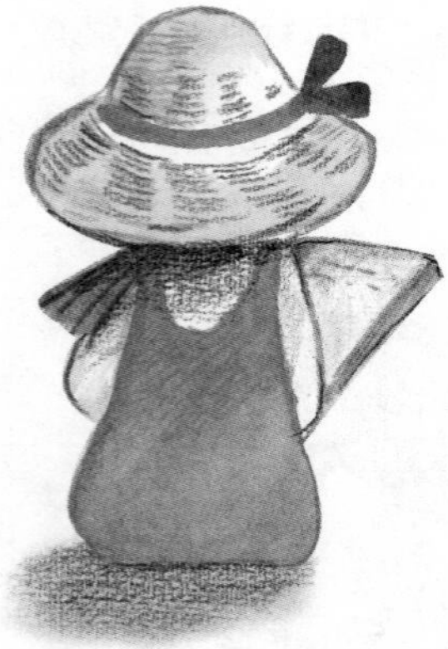

在下一個標籤寫上「當事情失控時」。然後列出對你而言意味著情況變糟並且已經接近危機階段的症狀。

有人提到下列的症狀對他們而言代表「事情失控」了。記住，症狀是因人而異的。對這個人來說可能是「事情失控」，但對另一個人可能是意味著「危機」。

感到過度敏感和脆弱

對事件和別人的行動有不理性的反應

感覺非常貧乏

睡不著（你可以具體列出時間有多長）

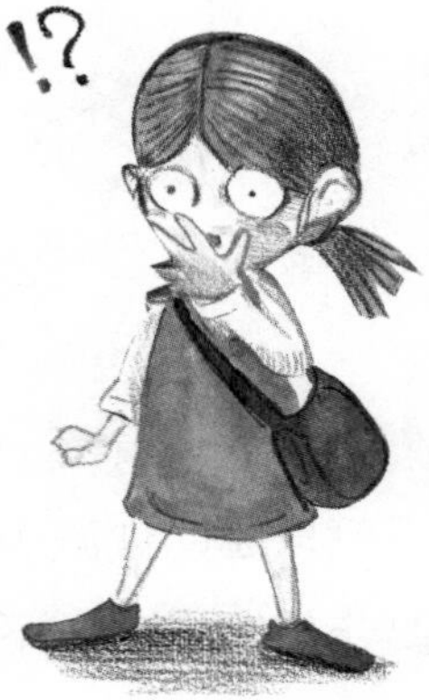

疼痛增加

頭痛

整天都在睡覺

不吃東西

只想獨處

注意力不集中

做危險的行為，例如開快車

自我傷害的想法

物質濫用

陷入負向思考

無法放慢腳步

怪異的行為

解離（失去記憶、失去空間感、失去時間感）

看到不存在的東西

把憤怒發洩在別人身上

連續抽煙

過度花錢（說明這對你的重要性）

過度飲食

喪失感覺

自殺的念頭

妄想症

在下一頁寫一個當症狀發展到這個地步時，你認爲可以協助你減少這些症狀的計畫。現在這個計畫需要非常有方向，不能有太多選擇，而且要有非常清楚的指引。

範例

如果這些症狀發生了，我需要做下列所有的事情：

- 打電話給我的醫師或是其他的健康照顧專業人員，請教並且遵照他們的指示
- 只要我有需要就打電話給我的協助者，並且和他們討論
- 安排某個人整天和我在一起，一直到我的症狀消除
- 假如我的症狀變嚴重，採取行動保護自己不受

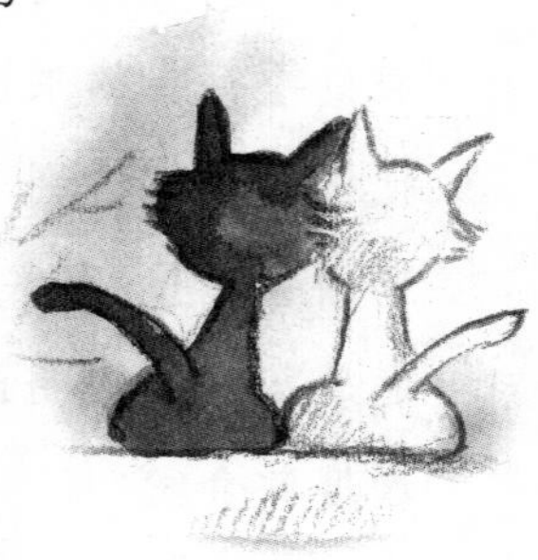

傷害，例如事先將我的藥物、檢查表、信用卡和車鑰匙交給朋友保管，以確保安全
- 確定我會做每一件在我的「日常生活維持工作表」所列的事情
- 安排至少三天的時間遠離任何責任
- 每天至少有二個同儕諮詢的聚會
- 做三次深呼吸放鬆運動
- 做二次冥心法練習
- 至少花半小時寫日記

其他的選擇可能包括：

- 有創造力的活動
- 運動

問自己，是否需要做下列事情？

- 找一位精神科醫師做檢查
- 檢查藥物

6 危機計畫

在狀況良好時寫下清楚的危機計畫，指引他人在你狀況不佳時知道如何照顧你，並協助你自己照顧自己。

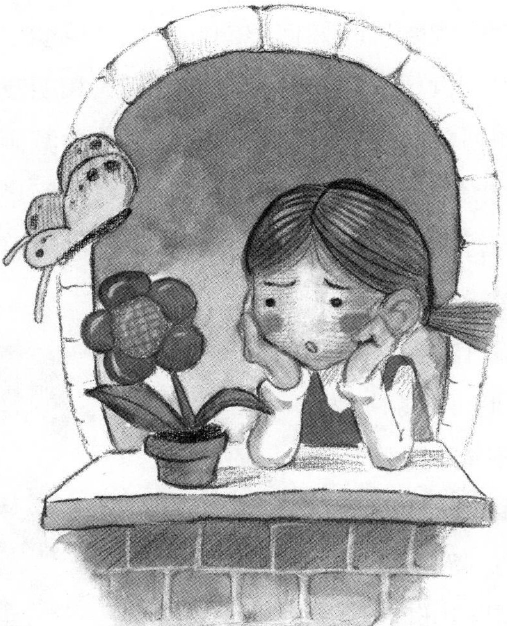

察覺和回應初期症狀會減少你陷入危機的機會。但是正視危機發生的可能性是重要的，因爲即使你有最好的計畫和堅定的行動，你會發現自己仍然可能處於需要別人照顧你的情況。這是一個沒有人會喜歡去面對的困難狀況。危機發生時，你可能會感覺自己完全地失去控制。

在你狀況很好時寫下一個清楚的危機計畫，指引別人當你狀況變糟時如何照顧你，以及協助你負起照顧你自己的責任。它將會減少你的家人和朋友試圖弄清楚要如何幫助你所浪費的時間；它也會減輕你的家人和其他照顧者的罪惡感，他們可能會懷疑是否採取了正確的行動；它也會確保你的需求能被滿足，而你將能夠盡快復元。

危機計畫需要在你狀況良好時發展。然而，你不能匆促地完成，類似這樣的決定需要時間思考，也需要和健康照顧提供者、家人

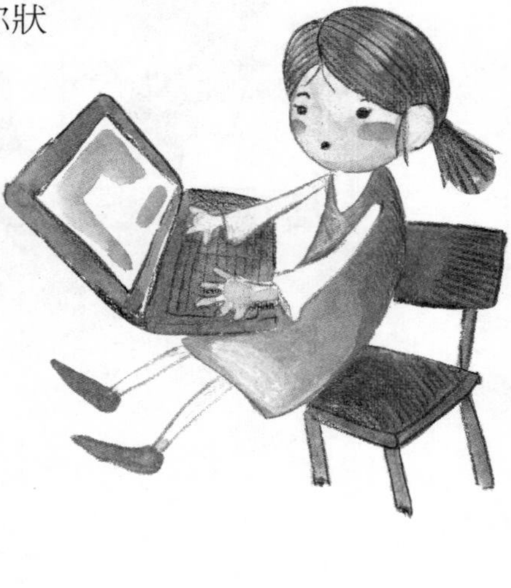

和其他協助者一起合作。在後面幾頁，我將會和你分享其他人在他們的危機計畫中的資訊和想法，這將有助於你發展你自己的危機計畫。

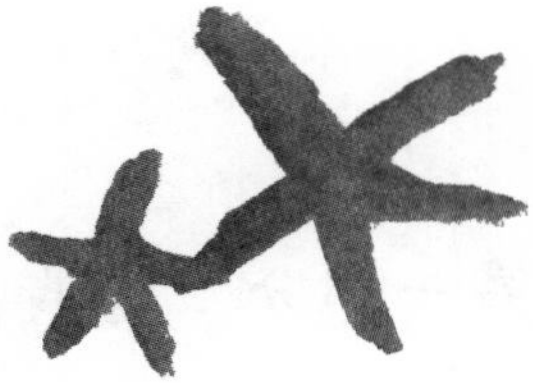

危機計畫和其他行動計畫不一樣，因為它將會由別人使用。復元行動計畫的其他四部分是由你自己單獨完成，不需和任何人分享，所以你可以用只有你自己知道的速記文字寫下來。但是撰寫危機計畫時，你必須寫得清楚、易懂和易讀。而當你相對較快地發展其他計畫時，這個計畫可能要花更多的時間。過程不要太匆促，花些時間完成它，然後過幾天再回頭檢視它，直到你覺得已經發展出一個對你最有用的危機計畫。和你的健康照顧提供者及其他協助者一起合作發展這個計畫，一旦你完成你的危機計畫，將複本交給你列在這個計畫中所有的協助者。

在下面幾頁，我將和你分享其他人在他們自己的危機計畫中的資訊和想法，這有助於你發展你自己的危機計畫。

在下個標籤寫上「危機計畫」，插入幾頁橫條紙張。

第一部分：當我感覺健康時的狀態

這個過程的第一個步驟是描述當你狀況良好時你的狀態。當然你的家人和朋友知道你是什麼樣子。但一位急診室醫師可能會認為你喋喋不休地從出生那天開始談起，並且可能一直談到死亡，是躁症的徵兆。或者，也許你總是很內向，一個沒有察覺力的醫師可能會把這個視為憂鬱。這時很可能產生粗糙的決定或是錯誤的治療。

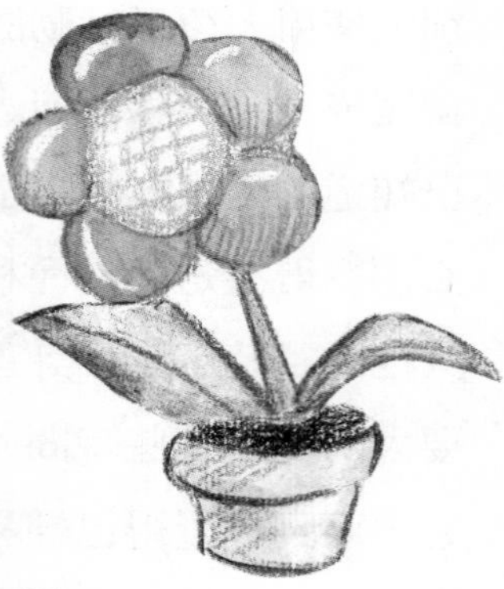

在第一部分寫下形容你健康時的樣子的字眼或形容詞。

這些形容詞可能包括：

健談的	懶散的
安靜的	靦腆的

直率的
內向的
冒險的
謹慎的
直言不諱的
沈默寡言的
有企圖心的
聰明的
幽默的
靈敏的
務實的
精力旺盛的
蒼白的

第二部分：症狀

你可能發現這是你發展危機計畫中最困難的部分。描述那些症狀是爲了指引別人，因爲他們需要負起照顧你的責任，並且替你做決定。這對每個人都很困難，沒有人喜歡讓別人擔起自己的責任或照顧自己的責任。然而，透過仔細和適當的描述，當事情看似失去控制時，你仍可以有所控制。

給你自己多點時間完成這個部分。當你開始覺得挫折或

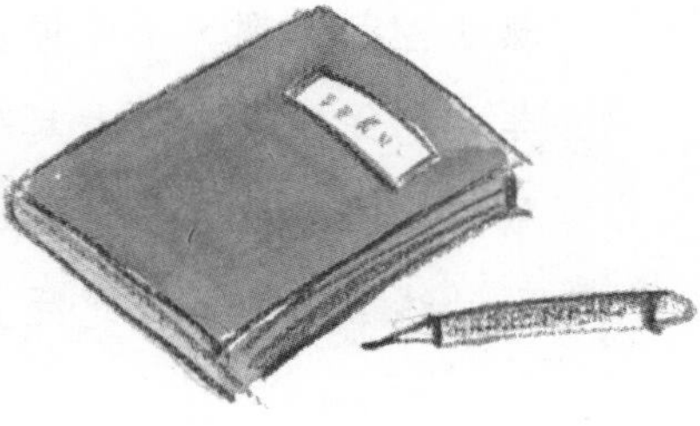

氣餒，把它放在旁邊一會兒。

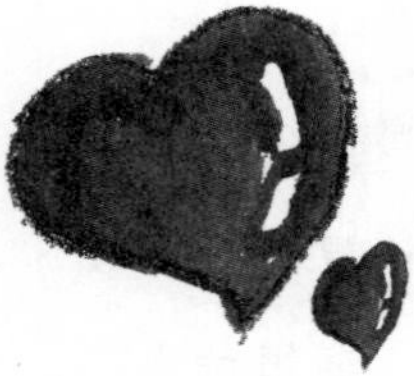

詢問你的朋友、家人和健康照顧專業人員以獲得靈感。然而，記住最後的決定在你自己。有可能要花上數個月才能完成這個部分。

要非常仔細小心地描述症狀，不要試圖概述。儘量使用更多字眼來描述行為。

你的症狀可能包括：

認不出家人和朋友

無法正確地辨認家人和朋友

嚴重的疼痛

沒有能力控制身體功能

高燒

不尋常的膚色

失去知覺或是只有部分知覺

無法控制步調，不能停止不動

非常急促呼吸或是看起來喘不過氣

嚴重、強烈的憂鬱，無法停止重複非常負面的陳述，例如「我想死」

沒有能力停止強迫性行為，例如不斷地計算每件事

呈現僵直狀態——長時間無法移動

忽略個人衛生

不煮飯或是做任何家事

每天情緒異常起伏

破壞物品（例如丟東西）

無法瞭解別人在說什麼

認為我是某個人，但我不是

認為我有能力做我做不到的事

自我毀滅的行為

虐待或暴力行為

犯罪活動

物質濫用

威脅自殺或自殺行為

根本無法起床

不肯吃東西或喝東西

在你的危機計畫上列出症狀，指引別人知道他們需要負起照顧你的責任，並且替你做決定。

第三部分：協助者

危機計畫的下個部分是列舉當你所列的症狀出現時，你希望他們會來照顧你的人，他們可以是家人、朋友或是健康照顧專業人員。當你開始進行這個計畫時，可能大部分是健康照顧專業人員，但是當你發展你自己的支持系統時，試著改變名單，如此一來你會更仰賴家人和朋友。健康照顧專業人員並不是隨時都可以找到，他們的職位也會調動。運用自然支持比較便宜、不具侵入性，而且更自然。

在你的協助者名單上至少列出五個人。假如你只有一或兩位協助者，當你真正需要他們時可能得不到幫助，例如他們在度假或是生病了。如果你現在沒有那麼多協助者，你可能需要透過支持團體、社區活動和自願組織來和別人發展新的親近關係（參考附錄中的「發展支持系統的技巧」）。但是現在，列出那些你擁有的協助

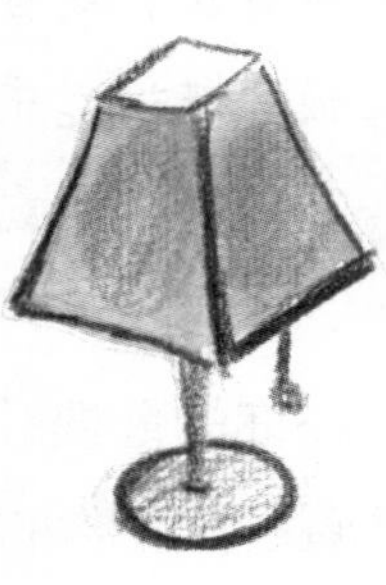

者。

下面的一些例子是關於人們希望那些照顧和幫助他們做決定的人所擁有的特質：

有責任感的
誠實的
真誠的
有見識的
冷靜的
有同情心的
寬容的
可信任的

你可能想指名某些人做特定的事情，例如照顧小孩或是付帳單，而其他人的任務像是陪伴你，並且帶你去看門診。

當你列出這些人的名單時，你可以使用下列的格式：

姓名	關係／角色	電話

以往，健康照顧專業人員或是家人可能沒有依照你的希望來幫你做決定。假如你沒有提出下列的說明，他們可能不經意地再度介入你的照護：

我**不**希望下列的人以任何方式參與我的照護或醫療：

姓名　　不希望他們參與的原因（非必填）

許多人喜歡增加一個部分，說明他們希望如何解決協助者間可能發生的爭議。舉例來說，在這樣的情況下你可能想說必須大多數人同意，或是由特定的一或兩個人做決定。或者，你可能想要某個組織或機構代表你介入。

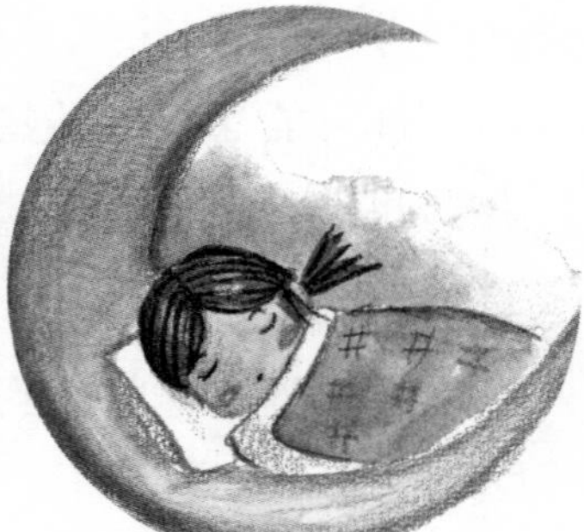

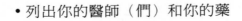

第四部分：藥物

- 列出你的醫師（們）和你的藥

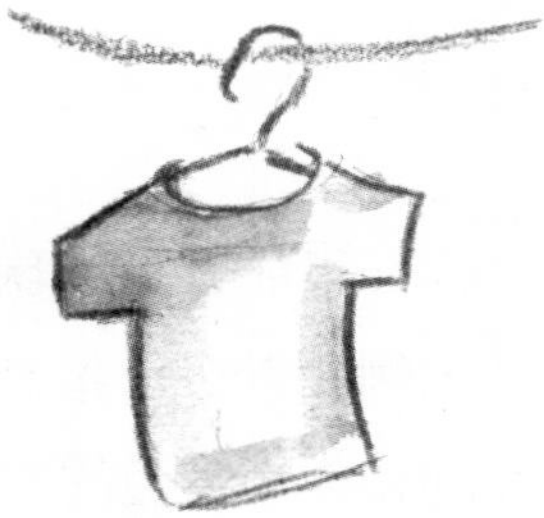

局的名字、他們的電話號碼，以及任何你可能會有的過敏症狀

- 列出你目前所使用的藥物，以及你服用這些藥物的原因
- 列出假如有必要使用藥物或是額外的藥物時，那些你偏好的藥物，以及你選擇那些藥物的理由
- 列出假如有必要使用藥物時，那些你可以接受的藥物，以及你選擇那些藥物的理由
- 列出哪些藥物要避免，並且說明理由

第五部分：治療方法

在危機情況下，你可能會想要某些特定的治療，以及某些你不想要的。例如，人們對於電擊療法有很強烈的感覺——有正向的和負向的。讓你的協助者知道你是否想要這種治療方式，理由可能很簡單，「在過去這個治療方法有或沒有用。」或者關於這個療法，你可能有比較強烈的疑慮。

你可能也會發現某些替代療法有用，而有些則沒有，例如針炙、推拿按摩、順勢療法。列出那些你想要的和你想避免的療法。

第六部分：家庭／社區照顧／喘息中心

許多人設定計畫，如此一來當他們處於危機時，透過協助者持續的照顧與健康照顧專業人的定期訪視，他們可以待在家裡，並且仍可以得到所需的照顧。國內（美國）設置許多社區照顧和喘息中心作爲住院治療的替代方案，在那裡你可以獲得同儕支持直到你的症狀解除。擬定一個計畫讓你可以待在家中或是社區裡，並且仍然可以獲得需要的照顧。你可能需要和其他人討論這個部分，並且找出在你的社區中有哪些選擇。

第七部分：治療機構

你的協助者可能無法提供你家庭、社區或喘息照顧。你可能需要一個安全的地方，你可能需要在監督

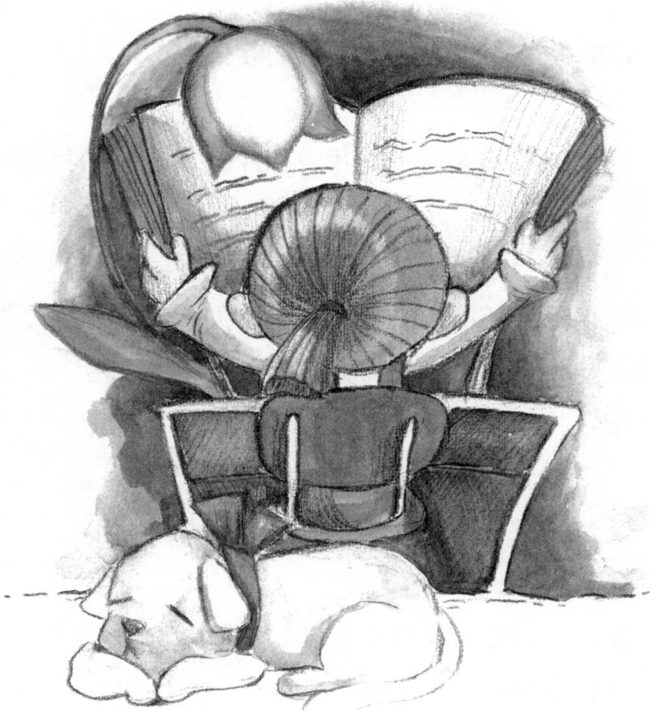

之下服藥，或者參加一個治療機構的方案。

透過你自己的研究或是和別人討論，運用你個人的經驗和你所學到的資訊，列出那些如果必須住院治療的話你會想去的治療機構，並且列出那些你不想去的機構。

第八部分：來自他人的協助

我需要我的協助者為我做些什麼，來幫助我減輕症狀：

這個部分要花很多心思。你可能要詢問你的協助者和其他健康照顧專業人員來幫助你。當你正經歷嚴重症狀時，怎麼做才能夠真正幫你減輕症狀呢？

這些方法包括：

聽我說，不要給我建議、評斷我或批判我
擁抱我
鼓勵我向前，幫助我向前
藉由放鬆或減壓技巧來引導我
和我一起進行同儕諮詢
帶我去散步
提供我材料讓我素描或畫畫
給我空間來表達我的感覺
不要和我說話（或和我說話）

鼓勵我
向我再三保證
給我吃好的食物
確認我每天至少到户外曬半小時太陽
放喜劇影片給我看
放好音樂給我聽（列出類型）
只要讓我休息
避免我傷害自己，甚至這意味著你必須監禁我或是求助於別人
讓我避免被虐待，或是傷害別人，做一切你必須要做的，以避免這些事發生

包括一連串你需要別人爲你做的事情，像是餵寵物、照顧小孩和收信，以及你想要誰來做這些事情。

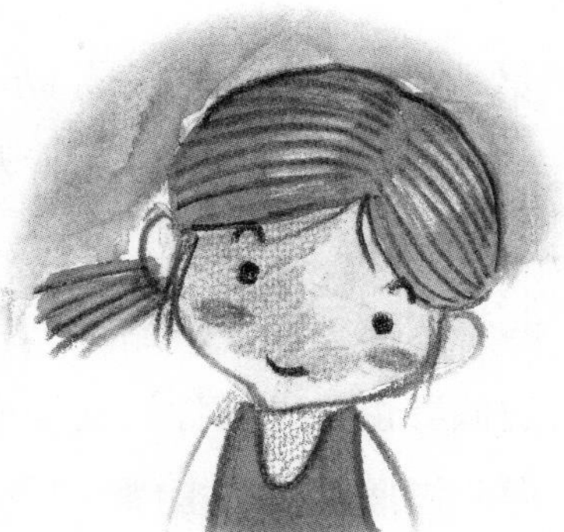

協助者可能會決定某些事情有幫助，但事實上那些事

情卻具有傷害性。列出那些你從過去經驗中發現或是你感覺會讓情況變糟的事情。下面是一些例子，包括：

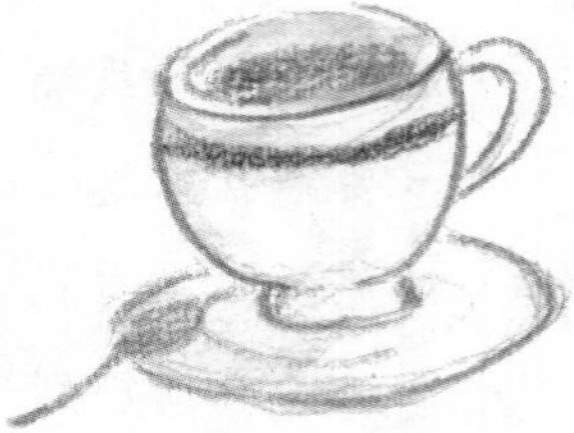

強迫我做任何事
試著娛樂我
聊天
特定類型的音樂
特定的影片
對我生氣
不耐煩
不被肯定
沒有被傾聽

第九部分：我的協助者不再需要使用這個計畫的時機

當你感覺好一點時，你的協助者便不再需要遵照這個計畫來維護你的安全。列出你的協助者不再需要遵照這個計畫的指標。下面有些例子包括：

60

當我一連三天晚上都睡得著
當我一天至少兩次好好用餐
當我總是講道理和理性
當我能照顧自己的個人衛生需求
當我可以進行良好的溝通
當我能保持生活空間井然有序
當我處於人群而不感到焦慮

你現在已經完成你的危機計畫。當你學到新的資訊或改變你對事情的想法時，記得將它更新。每次更正之後給你的協助者新的危機計畫版本。

你可以利用在兩位證人面前簽署的方式，確保你的危機計畫會被依循。假如你指定一位律師處理，會進一步增加它被使用的可能性。因爲這些文件的合法性在（美國）每一州都不一樣，你無法百分之百確保這個計畫一定會被依循。然而，這是確保你的希望會被確實執行的最佳方式。

你可能想要使用下列的格式來展開你的危機計畫：

危機計畫

第一部分：當我感覺健康時的狀態

描述當你感覺健康時的自己。

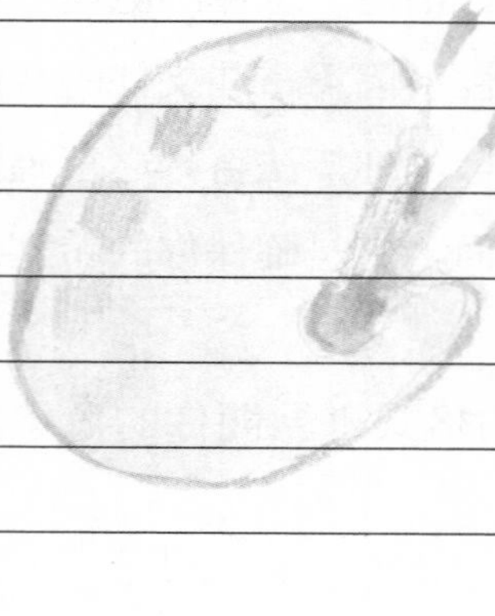

第二部分：症狀

描述那些對別人而言意味著他們需要負起照顧你的責任，以及替你做決定的症狀。

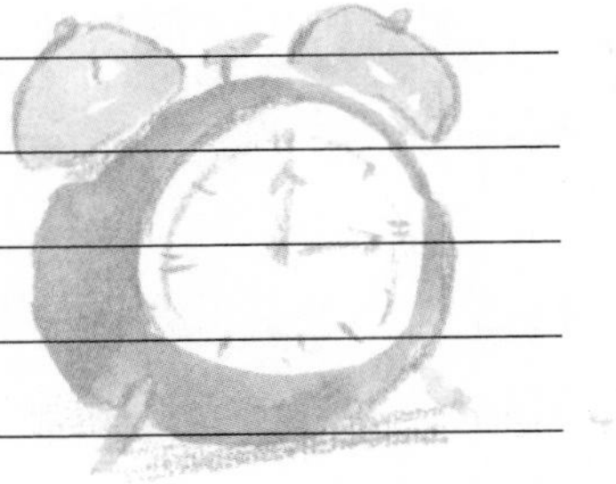

第三部分：協助者

列出那些當你上述所列舉的症狀明顯時，你想要他們來照顧你的人。他們可能是家人、朋友或健康照顧專業人員。在你的協助者名單上至少列出五個人。你可能會想要指名某些人做特定的工作，例如照顧孩子或是付帳單，而其他人的任務像是陪伴你，並且帶你去看門診。

姓名________________ 關係／角色________________

電話________________

姓名________________ 關係／角色________________

電話________________

姓名________________ 關係／角色________________

電話________________

姓名________________ 關係／角色________________

電話________________

姓名________________ 關係／角色________________

電話________________

姓名________________ 關係／角色________________

電話________________

以往，健康照顧專業人員或家人可能沒有依照你的希望來幫你做決定。假如你沒有提出下列的說明，他們可能會不經意地介入：

我**不**想要下列的人以任何方式參與我的照護或治療：

姓名______________

不希望他們參與的原因（非必填）

____

____

姓名______________

不希望他們參與的原因（非必填）

____

____

姓名＿＿＿＿＿＿＿＿

不希望他們參與的原因（非必填）

＿＿＿＿＿＿＿＿＿＿＿＿＿＿＿＿＿＿＿＿＿＿＿＿＿＿

＿＿＿＿＿＿＿＿＿＿＿＿＿＿＿＿＿＿＿＿＿＿＿＿＿＿

＿＿＿＿＿＿＿＿＿＿＿＿＿＿＿＿＿＿＿＿＿＿＿＿＿＿

＿＿＿＿＿＿＿＿＿＿＿＿＿＿＿＿＿＿＿＿＿＿＿＿＿＿

姓名＿＿＿＿＿＿＿＿

不希望他們參與的原因（非必填）

＿＿＿＿＿＿＿＿＿＿＿＿＿＿＿＿＿＿＿＿＿＿＿＿＿＿

＿＿＿＿＿＿＿＿＿＿＿＿＿＿＿＿＿＿＿＿＿＿＿＿＿＿

＿＿＿＿＿＿＿＿＿＿＿＿＿＿＿＿＿＿＿＿＿＿＿＿＿＿

＿＿＿＿＿＿＿＿＿＿＿＿＿＿＿＿＿＿＿＿＿＿＿＿＿＿

姓名＿＿＿＿＿＿＿＿

不希望他們參與的原因（非必填）

＿＿＿＿＿＿＿＿＿＿＿＿＿＿＿＿＿＿＿＿＿＿＿＿＿＿

＿＿＿＿＿＿＿＿＿＿＿＿＿＿＿＿＿＿＿＿＿＿＿＿＿＿

＿＿＿＿＿＿＿＿＿＿＿＿＿＿＿＿＿＿＿＿＿＿＿＿＿＿

＿＿＿＿＿＿＿＿＿＿＿＿＿＿＿＿＿＿＿＿＿＿＿＿＿＿

解決協助者間的爭議

你可能會想要加入一個部分來說明你想要如何解決協助者間可能的爭議。舉個例子，你可能希望多數人的同意，或者是一或兩個特定的人來做決定。

____

____

____

____

____

____

____

____

第四部分：藥物

醫師____________________ 電話________________

醫師（第二位）__________ 電話________________

藥局____________________ 電話________________

列出你目前正在服用的藥物，以及爲什麼你需要服用這些藥物，以及醫師和藥局的名稱。

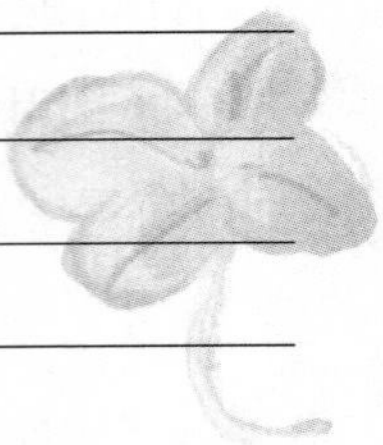

假如有必要服用藥物或是額外的藥物時，列出那些你偏好服用的藥物，以及你選擇它們的理由。

假如有必要服用藥物，列出那些你可以接受的藥物，以及你選擇它們的理由。

列出那些一定要避免的藥物，並且說明理由。

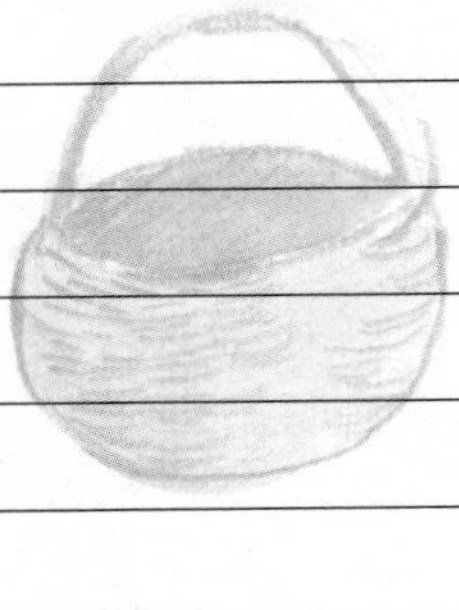

第五部分：治療方法

列出可以協助你減輕症狀的治療方式，以及這些治療方式的使用時機。

列出那些你想避免的治療方式。

第六部分：家庭／社區照顧／喘息中心

設定一個計畫以便你可以留在家裡或是社區裡，並且仍然能夠獲得需要的照顧。

____

____

____

____

____

第七部分：治療機構

假如有必要治療或住院的話，列出你想去的治療機構。

____

____

____

____

____

列出你不想去的治療機構。

第八部分：來自他人的協助

列出那些別人可以幫你做的事情，以協助減輕你的症狀或是讓你覺得更舒服。

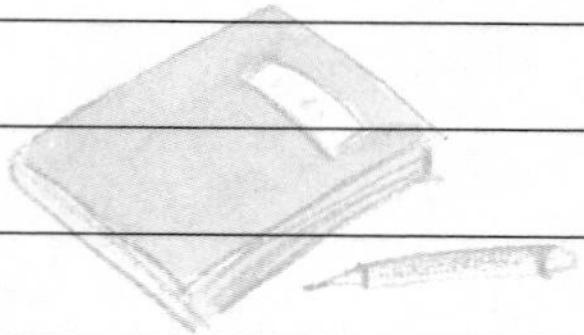

列出那些你需要別人幫你做的事情，以及你想要誰做什麼。

我需要做什麼	我想要誰來做

列出那些別人過去可能會做或是已經做過但卻無法幫忙你，甚至可能讓你的症狀惡化的事情。

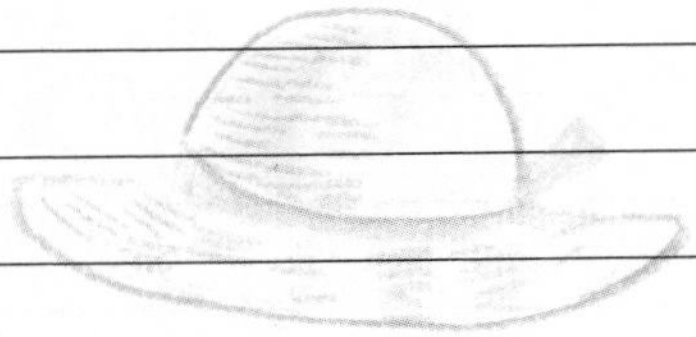

第九部分：停止計畫

描述症狀，一旦沒有這些症狀或行動，代表協助者不再需要使用這個計畫了。

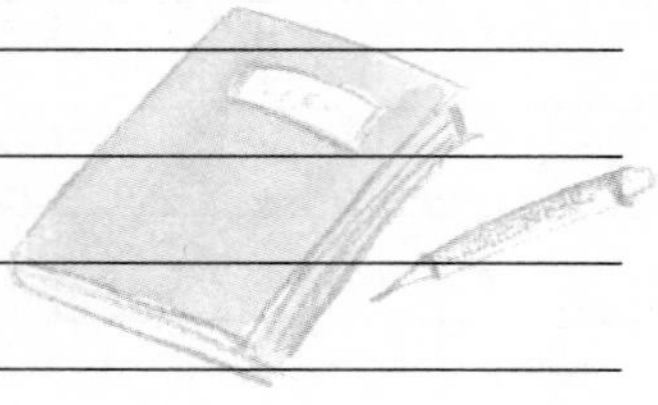

第十部分：如果我有危險

如果我的行為讓我或其他人陷入危險，我要我的協助者做：

____

____

____

____

____

____

____

____

____

透過兩位證人的見證簽名，可以更確保你的危機計畫會被遵循，假如你指定一位律師處理，會進一步增加這個計畫被使用的可能性。

我於____________________（日期）

在____________________ 的協助下發展這個計畫

任何一個更新日期的計畫都會取代這一個。

簽　名＿＿＿＿＿＿＿＿＿＿＿ 日期＿＿＿＿＿＿＿＿＿＿＿

見證人＿＿＿＿＿＿＿＿＿＿＿ 日期＿＿＿＿＿＿＿＿＿＿＿

見證人＿＿＿＿＿＿＿＿＿＿＿ 日期＿＿＿＿＿＿＿＿＿＿＿

律　師＿＿＿＿＿＿＿＿＿＿＿ 日期＿＿＿＿＿＿＿＿＿＿＿

律師的永久效力（假如你有聘請律師）

＿＿＿＿＿＿＿＿＿＿＿＿＿＿ 電話＿＿＿＿＿＿＿＿＿＿＿

7 危機後計畫

不論用什麼方式走出危機，你可能會發現在危機過後，仍必須注意康復之路的艱難，否則你的復元又倒退了好幾步。

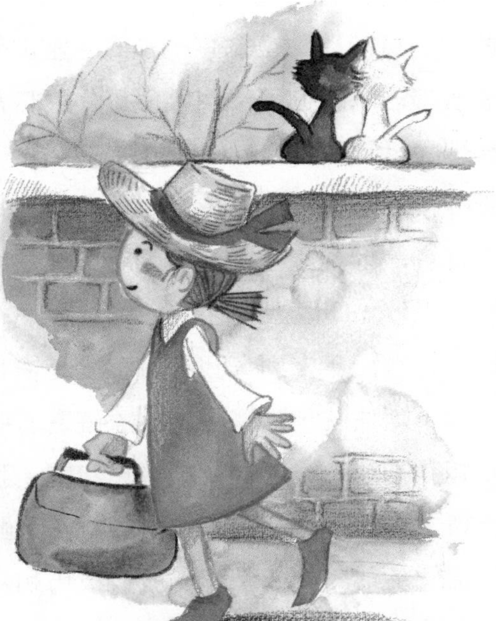

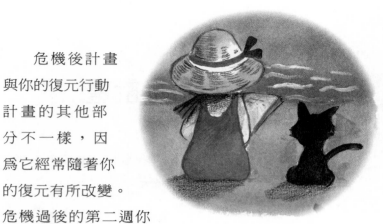

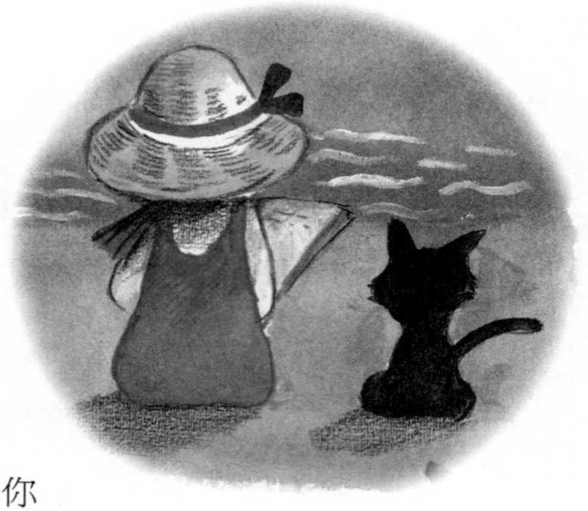

危機後計畫與你的復元行動計畫的其他部分不一樣，因爲它經常隨著你的復元有所改變。危機過後的第二週你會覺得比起第一週感覺更好，因此你的日常活動也會有所不同。當你覺得不再處於危機後階段時，你可以回頭使用你的日常生活維持計畫和復元行動計畫的其他部分。

理查哈特（Richard Hart）是來自西維吉尼亞的心理康復促進者，他提醒我復元行動計畫需要新增列可自由選擇的部分，即危機後計畫。

回顧一九八〇年末期，我因爲重度憂鬱和嚴重的情緒起伏而不斷住院，那些住院治療確實有些效果，它們給我和我的家人彼此必要的喘息空間。我獲得一些同儕支持，也被推薦使用一些康復方法，雖然當時它們不是這個名稱，例如減壓、放鬆技巧和寫日記。在醫療環境下我的病情穩定了。

然而，當我回家之後，所有這些從住院治療中獲得的正向效果都很快地消失了。有兩次我在出院兩天之內又再度回到醫院。爲什麼？當我回家時，我的家人和朋友認爲我一定是好了，就把我留在我的公寓裡，接下來幾個鐘頭都獨自一個人。有一次一個承諾要來的朋友認爲我一定在睡覺，爲了不打擾我，沒有打電話或是來看我。那時公寓裡沒有食物，地方骯髒又混亂，我立刻覺得無法忍受，非常地沮喪。除此之外，還有一通留言，我的老闆希望我過幾天就回去全職上班。

不管你用什麼方式走出危機，在醫院、喘息中心、社區或家裡，你可能會發現在危機過後，除非你很小心地注意這旅途的困難之處，否則你的復元又倒退了好幾步。我相信，對我們之中的多數人而言，從危機中復元所花費的時間和從任何其他重大的疾病及手術所花的時間一樣長。我們需要支持和協助，當我們覺得狀況愈來愈好時便可以逐漸減少。採取進一步的計畫來應付關鍵時刻是很有必要的，這會增進健康而且能更快速地復元。

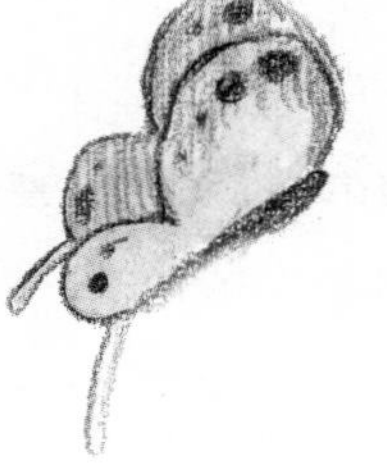

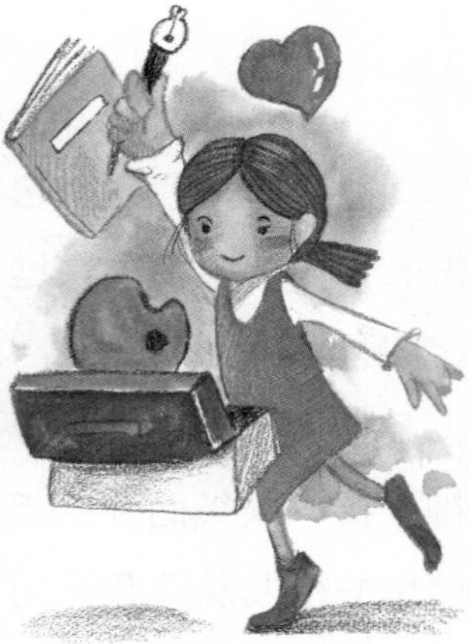

就像復元行動計畫的其他部分一樣，由你決定是否你想要發展一個危機後計畫。如果你決定要發展一個危機後計畫，由你自己決定使用的時機。就像這個計畫的其他部分一樣，某些部分的危機後計畫，最好的發展時機是在你感覺很好時。然而，有些問題可能需要在危機過後，當你開始感覺好點時才能回答——像是需要感謝誰，以及你需要解決的財務問題。

假如你住院治療而沒有一個危機後計畫，在出院之前你可能想要和你的醫療提供者或是靠自己的力量發展危機後計畫——一個完整的出院計畫。當你在醫院時，你可能會想請醫療人員說明任何可能的出院情況，以及如果這些情況發生在你身上的話，會如何影響你的危機後計畫。

你可能決定和一個團隊或你的諮商治療師一起發展你的計畫；你也可以和一位支持你的家人或朋友一

起做。假如你希望的話，其他人可以給你建議或忠告，但是最後的決定權在你自己。或者你可以靠自己完成。也隨你自己決定是否想將你的危機後計畫給別人看。把你的計畫分享給那些在你處於復原期希望他們支持和協助你的人可能是個好主意。

你可能想要找個下午坐下來，花三到四個鐘頭來完成你的計畫。或者，你可能想要這樣規劃——今天做一點，其他日子再做多一點。

在發展你的危機後計畫時，參考你的復元工具（Wellness tools）、當你健康時的狀態的清單、你的日常生活維持計畫，以及你可能需要做的事情的工作表，可能會有所幫助。當你在計畫恢復活動和重新承擔責任時，你也可能想要回去參考你的危機計畫。

發展危機後計畫的格式是相當廣泛的，就像你的復元行動計畫一樣，你可以跳過和你不相關的部分，或者你想要花更多時間來描述某些部分。

當你使用過危機後計畫後，你可能想要做修正——特別是如果有某些事情不如你想像中有幫助，或者計畫不像你預期的有效果。

危機後計畫

當我有下列情況時，我知道自己已經「走出危機」，並且可以使用這個危機後計畫：

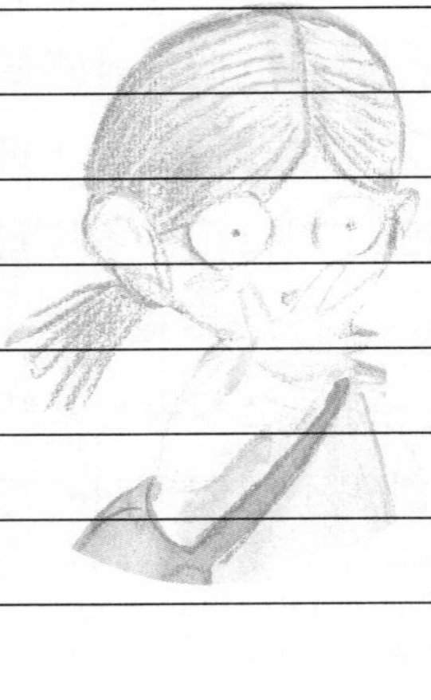

當我從危機中復元後，我會感覺如何：

（你可能會想要參考你的復元行動計畫中的第一部分——當我感覺健康時的狀態。但這個部分可能不同於當你感覺健康時的狀態——在這個危機中，你的觀點可能已經改變。）

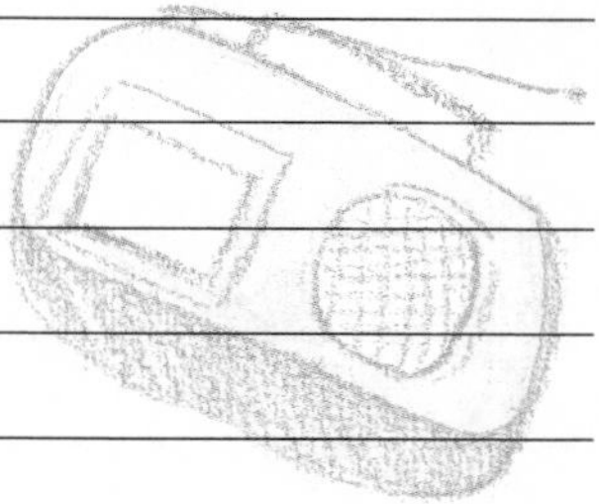

復元後的協助者名單

如果可能的話，在這個危機後時期，我希望下列的人能夠幫助我：

姓名：	電話：	我希望他們做的事：
______________	____________	___________________
______________	____________	___________________
______________	____________	___________________
______________	____________	___________________
______________	____________	___________________
______________	____________	___________________
______________	____________	___________________
______________	____________	___________________
______________	____________	___________________
______________	____________	___________________
______________	____________	___________________

如果你從治療機構出院，你有安全又舒適的地方可以去嗎？

____有 ____沒有

如果沒有，你需要做什麼以確保你有安全舒適的地方可以去？

____

____

____

____

____

____

____

如果你剛出院，你在家的前幾個鐘頭是非常重要的。你覺得在家安全嗎？

____是　____否

如果你的答案是否定的，你要做什麼來確保你感覺在家安全？

____

____

____

____

____

我想要＿＿＿＿＿＿＿＿＿＿＿＿＿＿＿＿＿＿＿＿＿＿＿＿

或＿＿＿＿＿＿＿＿＿＿＿＿＿＿＿＿＿＿＿＿來帶我回家。

我想要＿＿＿＿＿＿＿＿＿＿＿＿＿＿＿＿＿＿＿＿＿＿＿＿

或＿＿＿＿＿＿＿＿＿＿＿＿＿＿＿＿＿＿＿和我待在一起。

當我回到家，我想要＿＿＿＿＿＿＿＿＿＿＿＿＿＿＿＿

或＿＿＿＿＿＿＿＿＿＿＿＿＿＿＿＿＿＿＿＿＿＿＿＿＿＿＿。

如果下列的事情都安排妥當，我回去時會比較輕鬆：

＿＿＿＿＿＿＿＿＿＿＿＿＿＿＿＿＿＿＿＿＿＿＿＿＿＿＿＿＿＿

＿＿＿＿＿＿＿＿＿＿＿＿＿＿＿＿＿＿＿＿＿＿＿＿＿＿＿＿＿＿

＿＿＿＿＿＿＿＿＿＿＿＿＿＿＿＿＿＿＿＿＿＿＿＿＿＿＿＿＿＿

＿＿＿＿＿＿＿＿＿＿＿＿＿＿＿＿＿＿＿＿＿＿＿＿＿＿＿＿＿＿

＿＿＿＿＿＿＿＿＿＿＿＿＿＿＿＿＿＿＿＿＿＿＿＿＿＿＿＿＿＿

我必須盡快處理的事：

＿＿＿＿＿＿＿＿＿＿＿＿＿＿＿＿＿＿＿＿＿＿＿＿＿＿＿＿＿＿

＿＿＿＿＿＿＿＿＿＿＿＿＿＿＿＿＿＿＿＿＿＿＿＿＿＿＿＿＿＿

＿＿＿＿＿＿＿＿＿＿＿＿＿＿＿＿＿＿＿＿＿＿＿＿＿＿＿＿＿＿

＿＿＿＿＿＿＿＿＿＿＿＿＿＿＿＿＿＿＿＿＿＿＿＿＿＿＿＿＿＿

＿＿＿＿＿＿＿＿＿＿＿＿＿＿＿＿＿＿＿＿＿＿＿＿＿＿＿＿＿＿

我可以請別人替我做的事：

可以等到我感覺好點再做的事：

當我從危機中復元時，我每天需要爲自己做的事：

當我從危機中復元時，我每天可能需要做的事：

當我從危機中復元時，我需要避免的事情和人：

我可能開始感覺變糟的徵兆（例如：焦慮、過度擔心、暴飲暴食、睡眠中斷）：

如果我開始變糟，我將會使用的康復方法（標示那些你必須要做的，另一部分則是可選擇的）：

爲了預防這個危機造成更多的影響，我需要做的事情——以及什麼時候我要做這些事情：

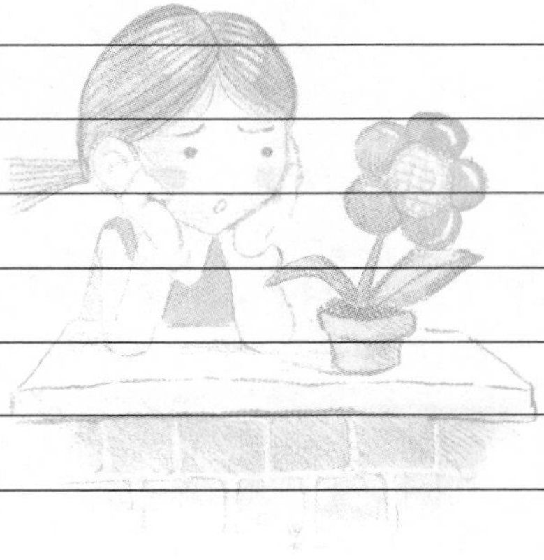

我要感謝的人：

姓名： 我什麼時候要感謝他們： 我將如何感謝他們：

————— ————————————— —————————————

————— ————————————— —————————————

————— ————————————— —————————————

————— ————————————— —————————————

————— ————————————— —————————————

————— ————————————— —————————————

————— ————————————— —————————————

我需要道歉的人：

姓名： 我要什麼時候道歉： 我將如何道歉：

————— ————————————— —————————————

————— ————————————— —————————————

————— ————————————— —————————————

————— ————————————— —————————————

————— ————————————— —————————————

————— ————————————— —————————————

————— ————————————— —————————————

我需要賠償的人：

姓名：　　我要什麼時候賠償：　　我將如何賠償：

_____　　_____　　　_____

_____　　_____　　　_____

_____　　_____　　　_____

_____　　_____　　　_____

_____　　_____　　　_____

_____　　_____　　　_____

_____　　_____　　　_____

需要解決的醫療、法律或財務上的問題：

問題：　　　　　　我計畫如何解決這個問題：

_____　　_____

_____　　_____

_____　　_____

_____　　_____

_____　　_____

_____　　_____

為了避免更多的損失，我需要做的事情（取消信用卡、如果休假會被取消就先休假、和毫無助益的朋友切斷連絡等等）：

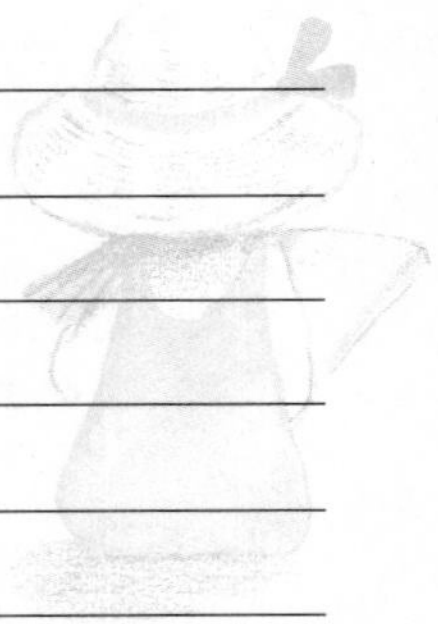

這個危機階段結束的徵兆，而我可以重新使用我的日常生活維持計畫來當做我每天要做的事情的準則：

改變復元計畫前四部分以預防未來像這樣的危機再發生：

我的危機計畫可以如何改變，使我更容易復元：

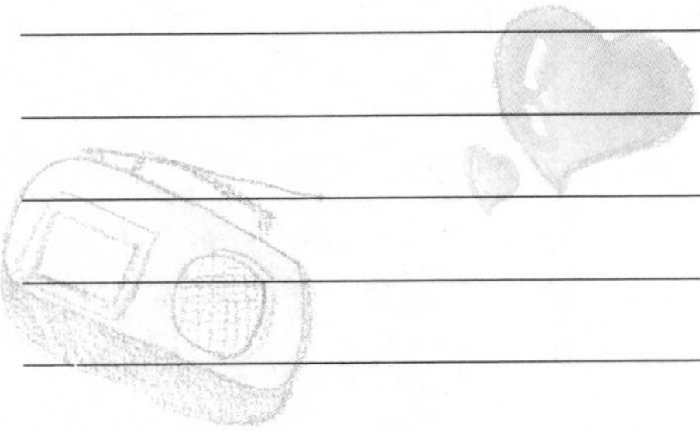

我想要對生活方式或生活目標做的改變：

我從這個危機中學到什麼？

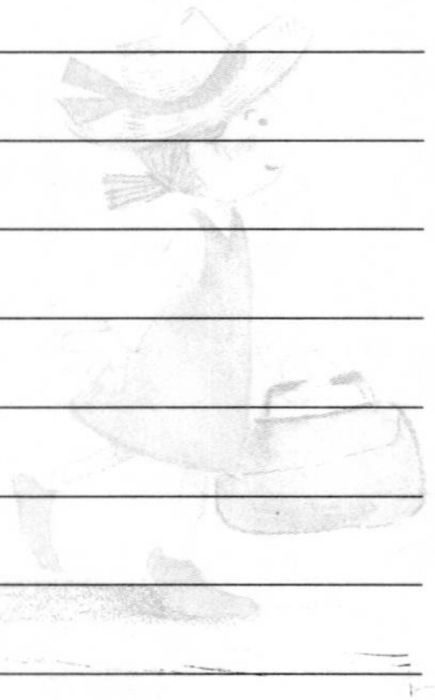

我人生中想要或需要做的改變是來自於我所學習到的嗎？

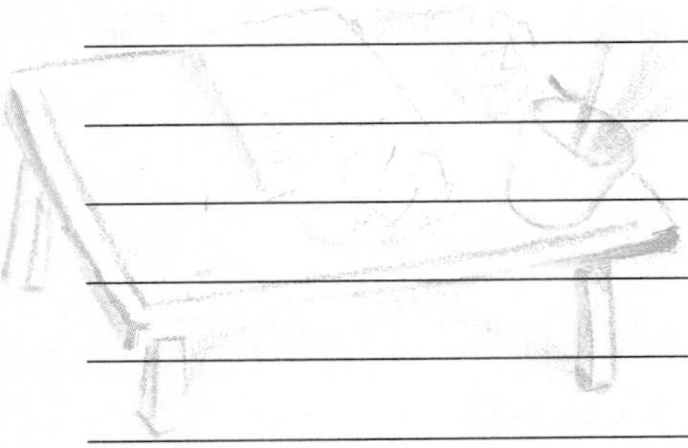

如果是的話，那麼我要何時和如何做這些改變呢？

重返責任的時間表

擬定一個計畫，重新開始那些別人幫你承擔或是在你困難時期無法完成的責任，例如照顧孩子、照顧寵物、煮飯和家務。

例子

責任：重新回到工作

當我處於危機時，誰做這件事：工作伙伴

當我重返這個責任時，我需要（誰）：

珍妮和艾瑞克　做　協助記錄

重返的計畫：

步驟：

- 三天後重返工作，工作五天，每天工作二小時
- 一個星期後每天工作半天
- 一個星期每天工作三／四天
- 回復全時的工作時間。

責任：________________________________

當我處於危機時，誰做這件事：______________

當我重返這個責任時，我需要（誰）：

______ 做 ______

重返的計畫：

______

______

______

______

______

______

責任：______

當我處於危機時，誰做這件事：______

當我重返這個責任時，我需要（誰）：

______ 做 ______

重返的計畫：

______

______

______

______

______

______

8 如何使用復元行動計畫

當你開始熟悉你的症狀和計畫，你會發現檢視計畫的時間變短；甚至不用參考計畫手冊，你就知道如何回應某些特定的症狀。

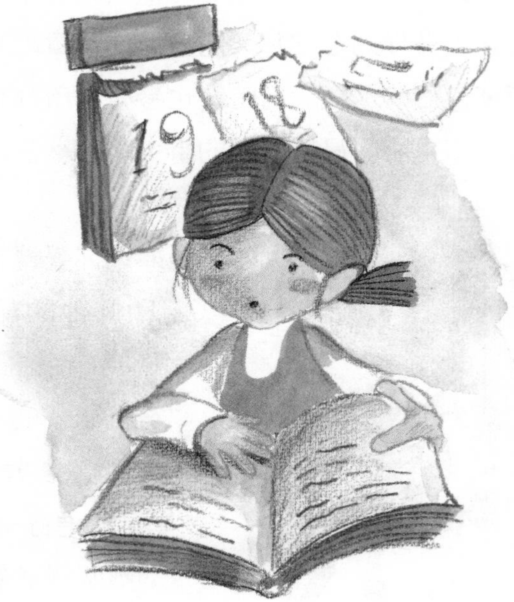

為了成功使用這個計畫，你必須願意每天花十五或二十分鐘來溫習這些計畫，並且願意採取所指示的行動。大多數的人表示早晨是檢視復元行動計畫最佳的時刻，無論是早餐前或早餐後。當你開始熟悉你的症狀和計畫時，你會發現檢視過程的時間變短，而且甚至不用參考計畫手冊，你就知道如何回應某些特定的症狀。

從第一部分「日常生活維持計畫」的第一頁開始。檢視當你狀況良好時你感覺如何的清單。如果你狀況良好，做你列在你每天需要做的清單中的事情，以維持你自己的健康。同時，也參考你所列可能需要做的事，如果剛好是需要做的事，將它納入這天的應做事項中。

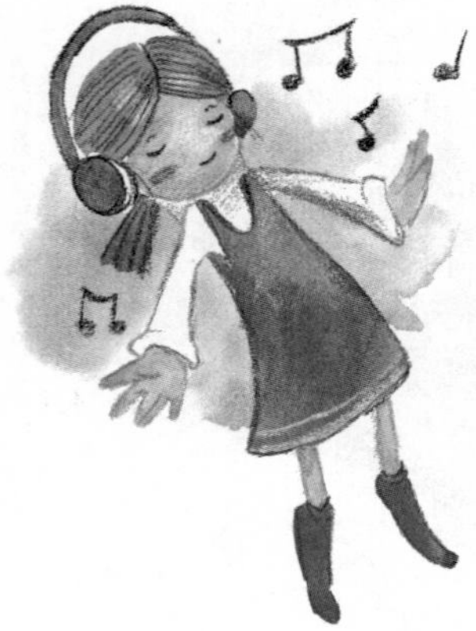

如果你覺得不對勁，回顧其他的部分，找出你正在經歷的症狀符合哪一項，然後依照你已經設計好的行動計畫進行。

舉個例子來說，如

果你因爲收到一筆很大的帳單或和另一半吵架而覺得很焦慮，那就依照計畫裡的刺激因素那一章進行。如果你注意到某些初期的警訊（你的症狀可能會惡化的微小徵兆），像是忘記事情或是不回電話，依照你爲初期警訊那章設計的計畫進行。如果你注意到一些意味著事情不對勁的症狀，像是你開始超支、沈迷抽煙或是更強烈的疼痛，依照你爲「當事情失控時」那一章所發展的計畫進行。

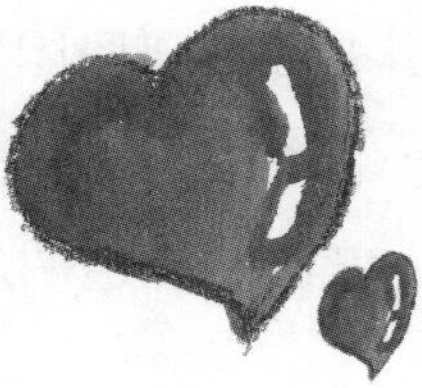

如果你正處於危機的情況，復元行動計畫會協助你覺察到它的存在，因此你可以讓你的協助者知道，這需要由你自己來承擔；然而，在某些危機情況時，你可能沒辦法察覺或是不願意承認你正處於危機中，這就是爲什麼有一個強大的支持團隊是重要的。他們會觀察你說的症狀，而且會負起照顧你的責任，不管那個時候你願不願意承認自己陷入危機中。爲了你的安全和福祉，把你的危機計畫和你的協助者分享並和他們討論是相當重要的。

如果你正好度過一個危機，參考你的危機後計畫來引導你從這段困難時期痊癒。當你覺得自己準備好時，你可以重新使用你的復元行動計畫中的其他部分，就像你在這個危機之前做的一樣。

附　録

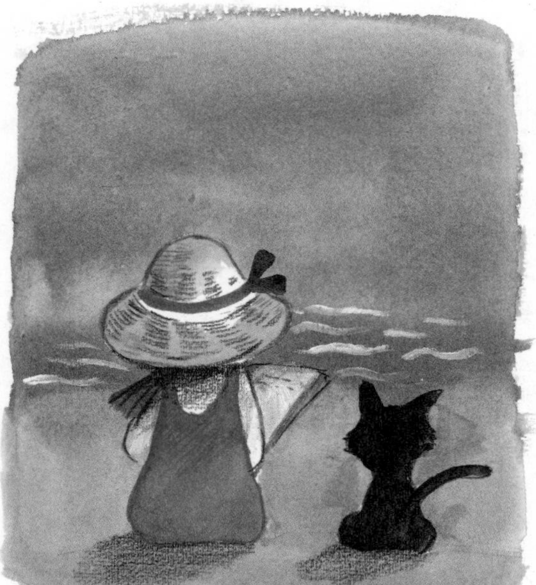

在附錄中，對於下列每個主題均有初步的介紹：

A.發展支持系統
B.同儕諮詢
C.冥心法
D.放鬆運動
E.具創造力、有趣、正向的活動
F.寫日記
G.音樂
H.飲食
I.運動
J.光線
K.睡個好覺

若需要更多設計行動計畫的資訊，可參考下列書籍：

- Copeland, Mary Ellen. *Winning Against Relapse*.（《戰勝疾病復發》）Peach Press, Brattleboro, VT, 2001.

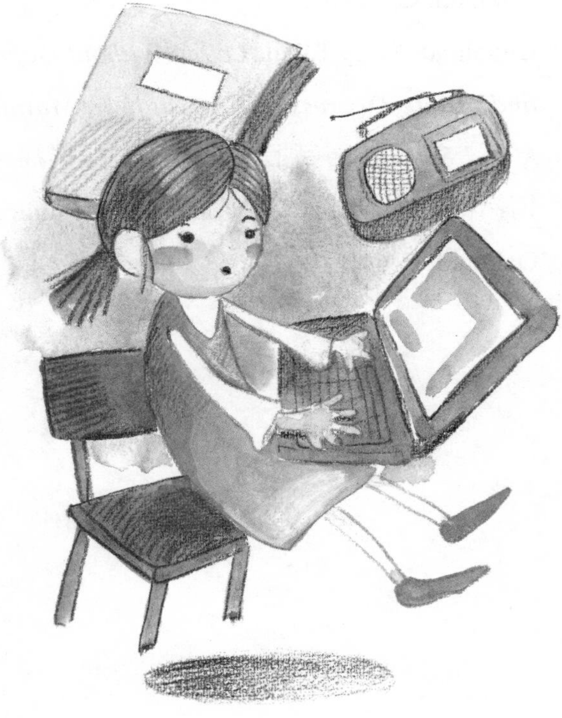

• Copeland, Mary Ellen. *The Depression Workbook: A Guide to Living with Depression and Manic Depression.* （《憂鬱症手冊：與憂鬱症和躁鬱

症共存的指引》）New Harbinger Publications: Oakland, CA 1992.

- Copeland, Mary Ellen. *Living Without Depression and Manic Depression: A Guide to Maintaining Mood Stability*.（《拒絕憂鬱症和躁鬱症：維持情緒穩定的指引》）New Harbinger Publications: Oakland, CA 1994.

附錄A
發展支持系統

回應症狀最有效的方法之一，就是經常和好朋友接觸，告訴他們你的感覺，或是和他們一起活動。

每個人都需要並且應該至少有幾個重要的朋友或協助者，他／她具備以下的特質：

- 尊重你對隱私的需求
- 你喜歡、尊敬並且信任他／她，而他／她也喜歡、尊敬和信任你
- 會聽你說話
- 和你有類似的興趣
- 讓你能夠自由地表達你的感覺和情緒，不會妄加判斷或批評
- 你可以告訴他／她「任何事」
- 當你需要時給你忠告

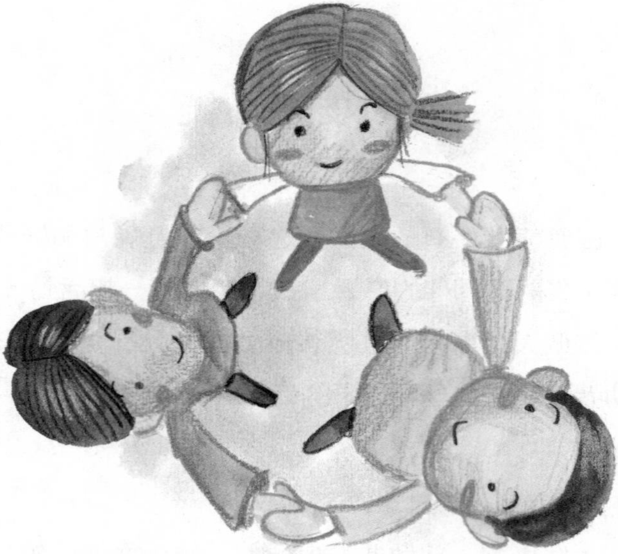

- 允許你有轉變、成長、做決定甚至是犯錯的空間
- 接受你的情緒，不管是好的或是壞的
- 在困難的情況下能和你一起找出下一步要做什麼
- 協助你採取可以使你變好的行動

如果你有爲你做這些事情的朋友或協助者，你很幸運。然而，你可能覺得當你感覺變糟時沒有人可以求助；你可能覺得從來沒有一個可以請求幫忙的對象，沒有人關心你。這不是沒有辦法解決，你可以採取行動來改變這個情況。

交朋友是一種技巧，就像其他的技巧一樣——它是可以被學習的。你可能因爲各種不同的理由而無法交朋友和發展協助者，例如：

- 你覺得自己不夠好，所以你無法想像有誰會喜歡你。如果你覺得自己不夠好而讓你遠離朋友和協助者，找本關於提升自尊的書（試試看本地的圖書館），並且參照它的建議，直到你對自己的觀感變得好些。
- 你期待你的朋友完美無缺，所以找不到符合你標準的人。假如對你而言是如此的話，將這種負向的想法改爲「沒有人是完美的，但

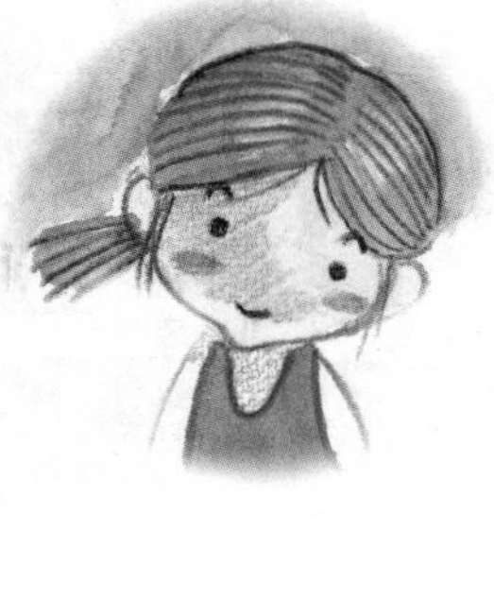

是這裡有許多很棒的人，他們可以成為我的朋友和協助者。」

- 你很害羞，不知道如何接觸別人。你可以透過參加學校社團、教會團體或社區團體來練習和別人自在相處。
- 你對拒絕的徵兆很敏感，並且反應的方式是放棄接近別人。避免放棄一個人，除非你十分確定他們無法支持你。和別人談談你感覺到什麼，並且鼓勵他們分享他們的感覺，彼此努力，如此一來你們雙方對這種關係都會感到滿意。
- 你沒有機會發展必要的社交技巧來交往和維繫朋友和協助者。如果你覺得自己正是如此，和某個你信任的人討論這件事。告訴這個人你在交往及維持朋友和協助者方面有困難，問他是否你做了什麼讓別人掉頭就

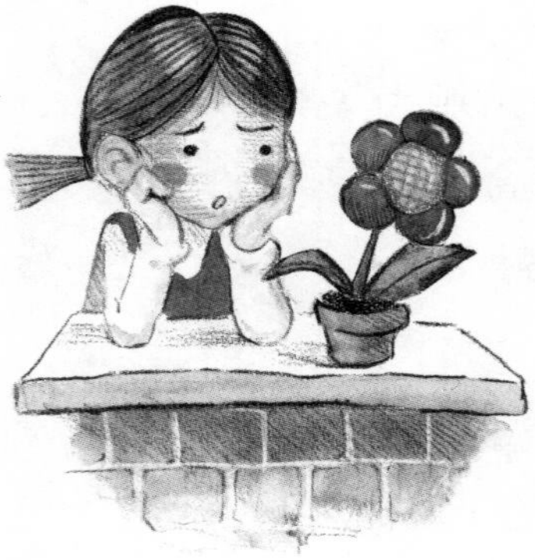

走。對他所給你的誠實答案要做好心理準備，一旦你知道問題出在哪裡，你就可以改正它。

避免：

- 責備他人
- 變得過度地依賴

透過下列方式來發展新朋友和協助者：

- 參與社區活動或特殊興趣的團體
- 當別人和你分享事情時仔細聆聽，每個人都喜歡好的聽眾
- 開放且誠實地和別人分享
- 接受你本來的樣子
- 接受別人本來的樣子，不要嘗試改變他們

形成關係

當你覺得你已經和別人發展出像是眞正友誼的特

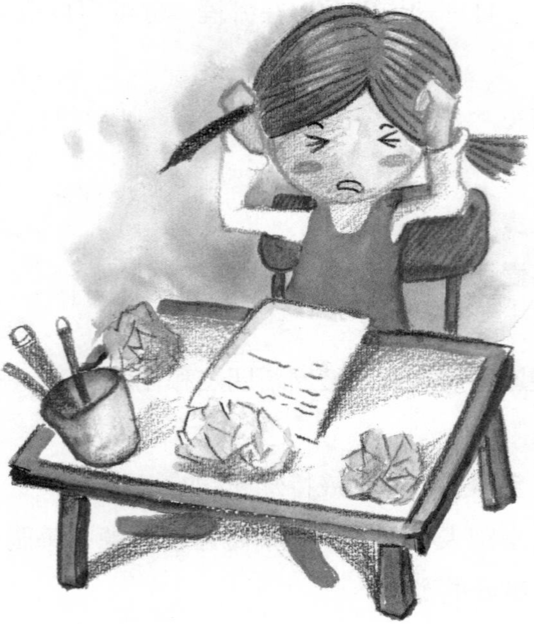

定關係時，安排一起活動的計畫，例如當有一個人有興趣和你交往，正如你也有興趣和他／她交往，這時你可以安排和他聚會。第一次的聚會可以是個輕鬆的活動，像是一起吃午餐或是散步。

不要毫無節制地打電話給別人。運用你的直覺和常識來決定打電話的時間和頻率。不要晚上太晚打或是早上太早打，除非你們兩個人都同意在緊急的狀況下可以打電話。

當你覺得和別人相處愈來愈自在時，你會發現你談的更多也分享更多的個人資訊。確定你們兩人達成共識，也就是你們兩人所討論的事是私人的，應加以保密，並且不要嘲笑對方的想法或感覺。

一旦你遇到某個你喜歡而他／她也喜歡和你在一起的人，安排一些時間聚會。每次你們聚會結束時，安排下一次的碰面。假如在下次聚會前發生某些你想分享的事情，你可以用打電話或親自邀約的方式安排聚會，但是一定要先把事情計畫好。

有關支持的重要觀點

- 讓協助者知道你想要和需要什麼。舉個例子，你可以說「今天我只需要你聽我說。」
- 除非你感覺非常憂鬱，否則當你的朋友和協助者花時間注意並聆聽你，你也需要花同樣的時間傾聽和注意他們。若是如此，你要記得日後找個時

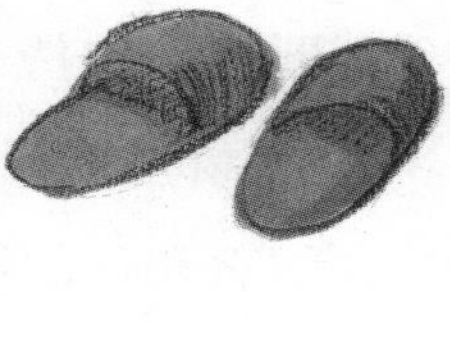

間關心他們。

- 當你和協助者在一起時，應該把多數時間花在好玩和有趣的活動上。
- 輪流提議和發起活動。
- 即使在事情都很好的狀況下，也要和你的朋友們保持固定的連絡。

維持堅強支持系統的秘訣

如果你已經建立了一個堅強的支持系統，你要如何去維持呢？

1. 盡你所能地維持自己的健康和穩定。把你的健康當做你最優先的順序。別人沒有太多的耐心和那些無法照顧好自己的人在一起。
2. 改變任何你知道會讓別人不想要當你朋友或協助者的壞習慣。
3. 要互相支持。當他們需要時你能提供協助，並且請他們在你需要時也能幫你。
4. 試著和你的朋友或協助者做同儕諮詢或互相交

換諮詢。詳見下個單元：同儕諮詢。

5.訂立至少要有五位好朋友或協助者的目標。列出你的支持團體成員名單，還有電話號碼。當我們愈需要找別人時，往往愈難記住誰是我們的朋友和協助者或是找出他們的電話號碼。因此，將你的協助者名單影印好放在電話旁、床邊桌子和皮夾裡。

附錄B
同儕諮詢

同儕諮詢是一種結構性的方法，讓你在困難的症狀出現或是試圖應付日常生活的壓力時，能夠得到你

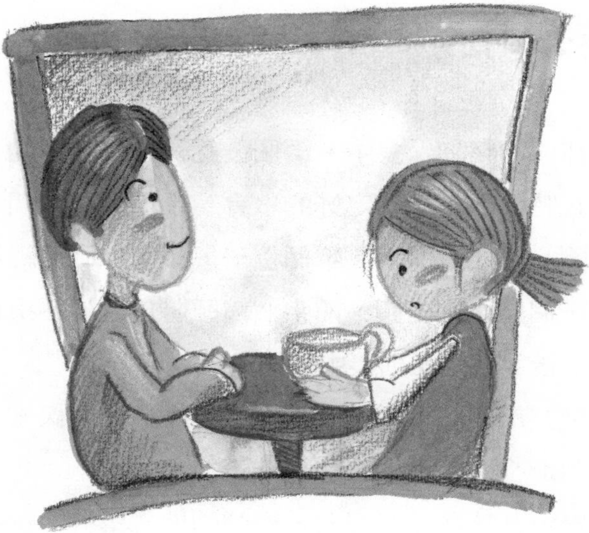

所需要的關心和支持。當你有信任的朋友和伙伴支持時，它提供一個機會讓你自由地表達你自己。

同儕諮詢並不能取代專業諮商師、治療師或心理健康工作人員的工作，它是一種很棒的技術，可以協助你表達你自己的感覺，瞭解你的問題，找出有用的方法，甚至讓你感覺變好。當你持續使用它時，它是一種自由、安全和有效的自助工具，可以促進感覺和情緒的表達。

同儕諮詢聚會

在同儕諮詢聚會中，兩個彼此喜歡和信任的人都同意花時間在事先約定好的聚會，平均分配時間來陳述和關心彼此的問題。舉個例子，假如你們已經決定要花一個鐘頭在一起，前半個鐘頭將焦點放在這個人身上，後半個鐘頭則集中在另一個人。

雙方都理解這些聚會內容應該被嚴格地保密。不允許判斷、批評和給勸告。

聚會應該在一個舒服、安靜的地方舉行，沒有打擾或分散注意力的事物，而且不會被其他人聽到。切

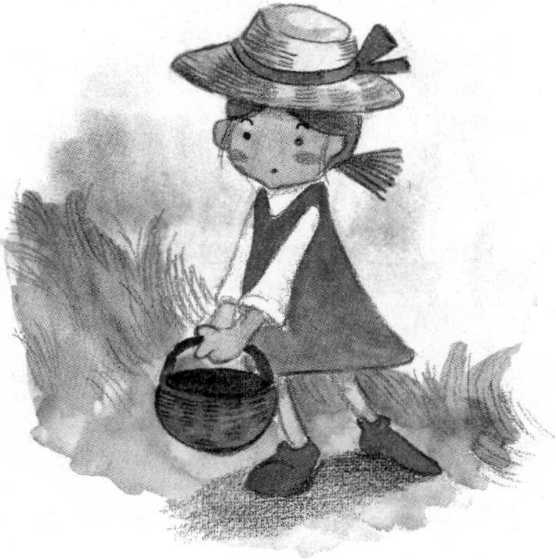

斷電話、關掉收音機和電視，盡你所能地排除會分散注意力的事物。雖然我們大多數人都喜歡安排面對面的聚會，但是有需要時透過電話也可以進行聚會。

聚會的內容由接受注意力的人來決定——說話者。說話者可以用他們選擇的任何方式來使用時間，這可能包括渴望談話、哭泣、狂叫、發抖、出汗、憤怒的攻擊、大笑、不說話、打呵欠、擺動、唱歌、扭打或猛打枕頭。你可能會想要花些時間計畫你的生活和目標。唯一不好的事是傷害傾聽你的人或是傷害你自己。

做爲一個說話者，你可能常常發現最有用的方式是集中注意力在一個問題上，並且即使在想逃避的感覺下仍持續回到問題。有些時候你可能發現自己從這個主題轉變到另一個主題。聚會一開始時你可能想要集中在某個問題上，但是當你進行時，可能發現其他的主題後來居上。這一切都由你自己決定。

傾聽和關心的人需要做的只是當一個體貼、支持的聆聽者。假如他們希望，而且假如這樣做可以提升這個過程，也可以被說話者接受，那麼付出關心的人可以問問題（但是這個問題必須要能協助說話者聚焦，而非滿足聆聽者的好奇）或是鼓勵情緒表達。付出關心的人必須不想要從別人那邊得到任何東西，而接受關心的人則必須隨時自我控制。

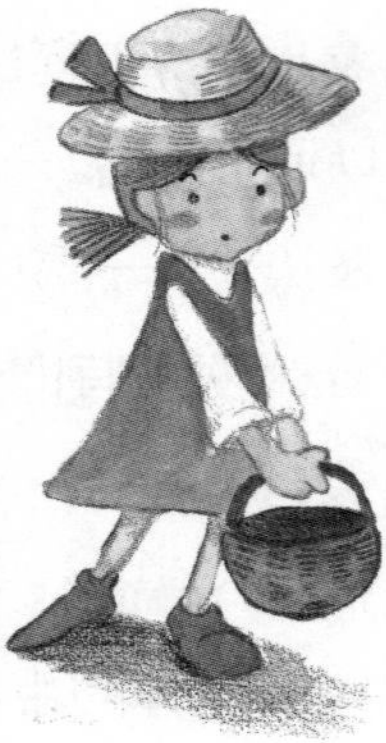

在同儕諮詢中，情緒的表達從來不會被視爲嚴重疾病的症狀。我們之中有許多人覺得協

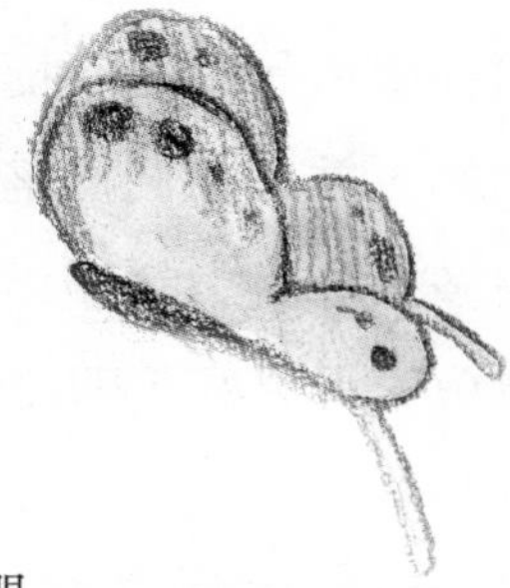

助者將情緒的表達當做事情不對勁，而非復元過程的重要部分。我們表達情緒時，往往不被適當地對待。因為覺得表達情緒不安全，我們學會不表露情緒，卻因此而干擾了我們的復元過程。

接受關心的人（說話者）可以要求另一個人在過程中提供協助，例如：

「告訴我你喜歡我什麼。」

「假裝你是＿＿＿（父母、朋友、雇主等等），如此一來我可以安心地練習，告訴她／他我的感覺或是我想要什麼。」

對抗自我批評

你可能注意到當你在同儕聚會時，一再重複地說關於自己負面的事情，這對事情並沒有幫助，甚至可能讓憂鬱或其他症狀更加惡化。當你明白自己正在做這件事或是聆聽者提醒你時，將負面的說法改變成正面的，並且在同儕諮詢中再三重複這些正面的說法。沒多久你就會發現這些正面的說法是眞實的，而你最後會覺得更好，即使剛開始它可能讓你感覺更糟。

將注意力放在現在

當你的症狀讓你覺得很不舒服，並且讓你無法完成需要做的事和喜歡做的事時，最好的方法是將諮詢聚會的焦點擺在讓你的生活回到正軌，而非將注意力集中在過去的問題。有時候將你的同儕諮詢聚會焦點放在現在會有所幫助，將你的注意力放在愉快的事情和你現在的生活。

這個聚會可以包括下列的活動：

1.聚會一開始，聆聽者可以要求說話者分享上星期（或是昨天、上個月）發生的幾件好事情來強化發生在這個人生活中的好事。這提供

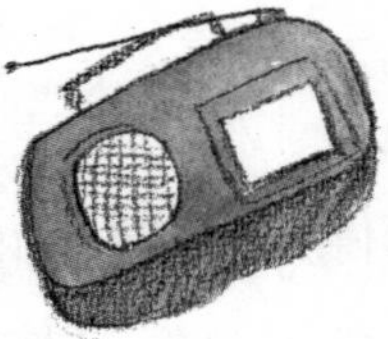

聚會一個好的起點。

2.聚會尾聲時，聆聽者可以請對方（說話者）分享正在期待的事情，來引導他將焦點放在現在。

附錄C
冥心法

冥心法（focusing）是一種簡單、安全、自由、沒有侵略性但又充滿力量的自助技巧，它有助於減輕

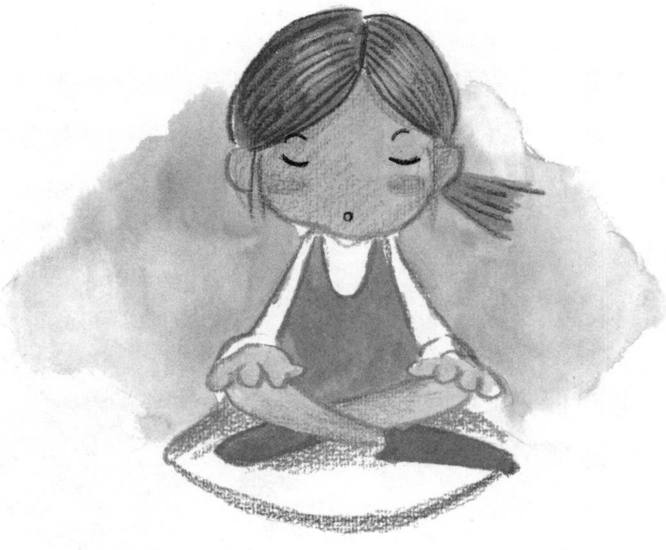

症狀。

冥心法的順序是使用一系列清楚的問題或步驟，協助你將焦點放在眞正的問題上，這指的是在特定的時間裡將焦點集中在最重要的現實問題，而非你所認爲的問題。冥心法將你和因這個問題帶來的感覺連結起來。當你和這個感覺連結起來並探索它時，一種正向的改變就產生了。結果是形成一種新的瞭解，因而帶來好的感受，進而減輕症狀。

下面是冥心法的練習範例：

1.讓自己置身於舒服的空間，爲冥心法練習做好準備，並且問自己「我的身體內在現在感覺如何？」仔細檢查你身體內在，注意任何緊張或不舒服的感覺，並且把你的注意力集中在這些感覺上幾分鐘。

2.問你自己「哪些事情讓我感覺不好？」不要回答，讓你

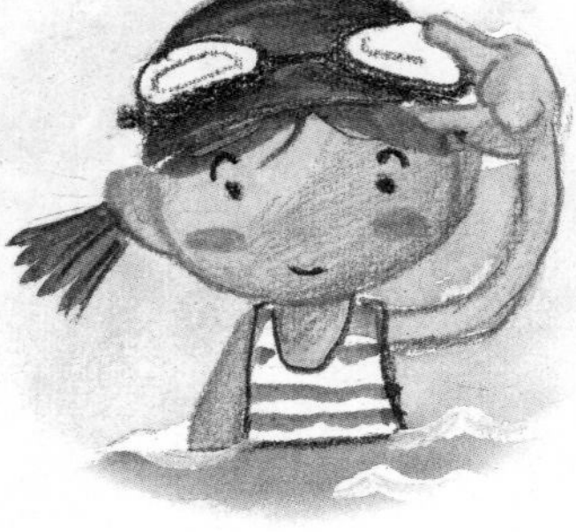

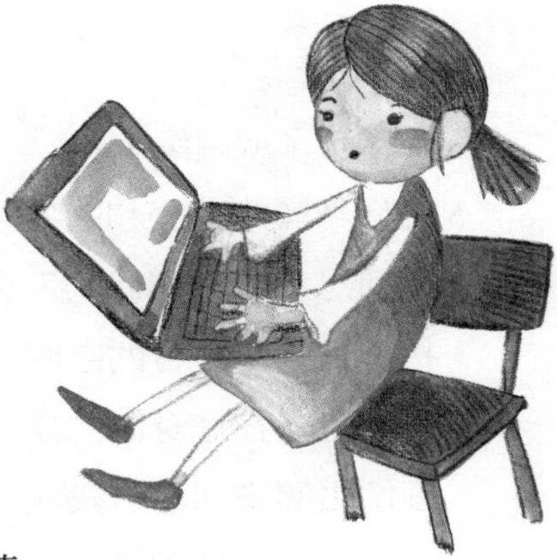

身體的感覺來回答。一旦擔心的事浮現，把它暫時放在一旁，就像做一個心理狀態清單。問你自己「除了這些事情之外，我還好嗎？」

3.回顧這個清單，看看哪個問題最明顯，似乎在懇求你的注意力。它可能和你以爲最重要的問題不一樣。

問自己把焦點放在這個問題是否適當，如果答案是肯定的，當你回想整個問題時，注意你在自己身上感覺到什麼（如果答案是否定的，選擇另一個明顯的問題，暫時不要考慮這個問題）。

感受所有問題的感覺。花幾分鐘眞正地感受你自己的身體。

4.在你的腦海勾勒出符合這個問題的感覺的字

眼、句子或圖像。

5.在你身體的感覺和這些字眼、句子或圖像之間來回思考。它們眞的符合嗎？假如不是的話，找另外眞正符合的字眼、句子或圖像。當它們符合時，在你身體的感覺和這些字眼、句子或圖像之間來回思考幾次，如果你身體的感覺改變了，專心地依著它——注意它。停留在這個感覺幾分鐘。

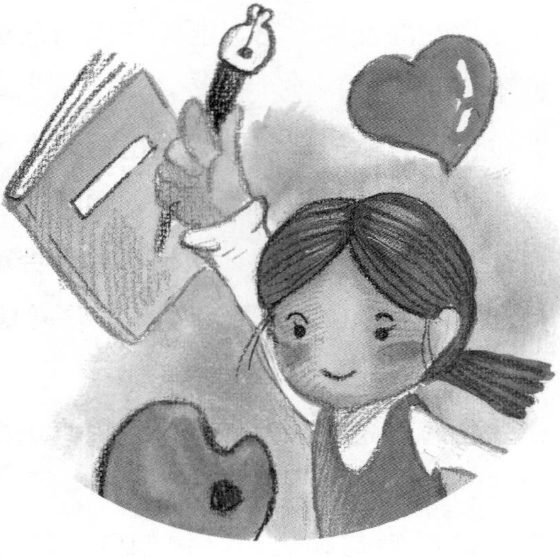

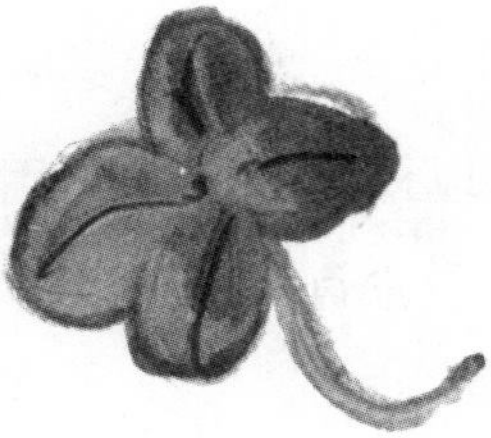

6.如果你想要的話，問你自己下列問題，這有助於你改變你自己的感覺：

- 在我的身體裡這個感覺最糟的部分如何？
- 我的內在需要什麼來讓這整個事情改變？
- 在這整個事情裡，什麼會感覺像是向前跨了一小步？
- 在這整個事情裡，什麼會感覺像是吸了一口新鮮空氣？
- 如果一切都很好的話，我的內在是什麼感覺？
- 為了讓感覺變好，內在的我需要哪些改變？

7.和這個感覺相處幾分鐘，然後問你自己「我可以停止了，或者我應該做另一波的冥心法？」假如你要停止，放鬆幾分鐘，並且在你重返例行活動前，注意你的感覺產生多大的改變！

這是一個非常簡單和安全的練習。你做得愈多，它的效果愈好。別人可以唸操作指南給你聽或是你可以錄下它們，不用多久你就會熟悉它們，如此一來就不會有問題了。

附錄D
放鬆運動

運用放鬆和減輕壓力技巧是一種協助你自己康復的好方法。當你感覺很好時，學習如何放鬆，並且規

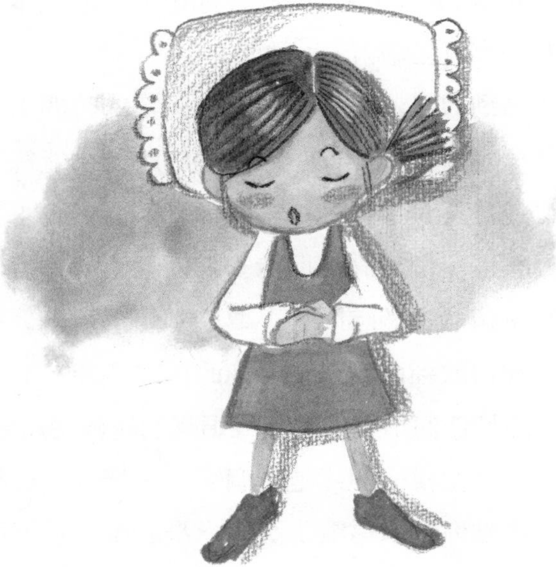

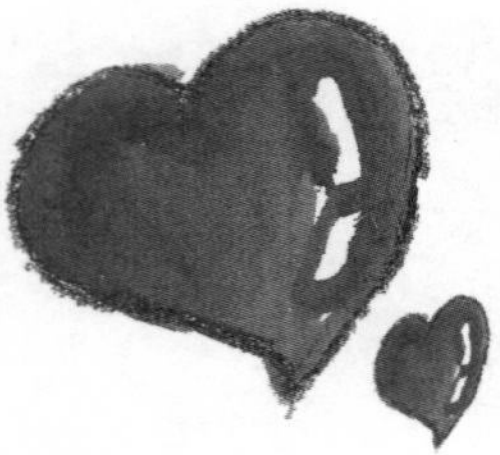

律地練習。它甚至可能有助於減輕不舒服的症狀，以避免再度發病。

在這個步調快速的社會，每個人都期待我們要一直努力工作，要學習如何放鬆不是一件容易的事。最好的方法是參加減輕壓力和放鬆課程，醫院或健康照護中心通常會提供免費的服務，你可以留意報紙的活動預告。此外你也可以依照本單元提供的方法來自己學習。

爲了達到效果，你必須每天在固定的時間來練習放鬆。你一定要找一個家裡最安靜的時刻，能夠有十五分鐘（或是更長）不被打擾的休息時間。要求家中其他成員尊重這個時間，保持安靜而且不要打擾你。如果你有時錯過這個時間，不要感到煩惱，盡你所能就對了。練習放鬆直到它變成你的第二本能，並且能在你開始感到任何不安、緊張或煩躁的時候使用它。

在你的屋裡找一個或是幾個愜意、舒適、安靜的地方，在那裡你可以遠離生活中擔憂的事。它可能是你的臥室，在樹林的僻靜之處、草地、海邊或是山頂上做戶外放鬆也是一個很好的主意。

當你察覺到自己有不舒服的感覺或症狀，花更多時間運用你的放鬆技巧，並且在這段期間更頻繁地使用。在這些時刻，使用指導放鬆運動的錄音帶或錄影帶會有所幫助。

嘗試下列這些放鬆運動，看看哪一種能夠幫助你感覺更好（如果這些運動中的任何一種讓你感覺更糟，就停止這種運動，並且試試別的運動）。

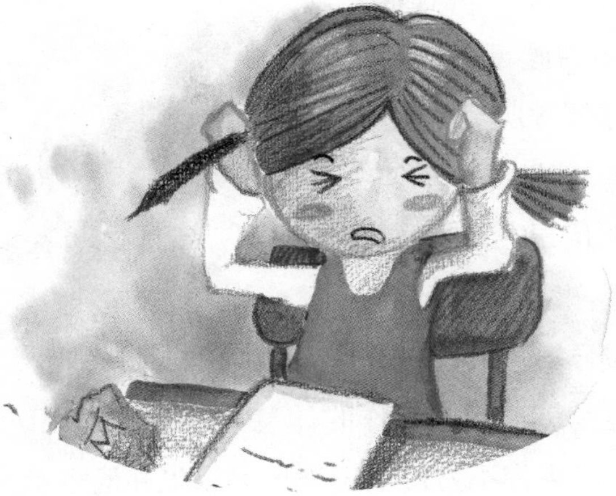

呼吸察覺

在地板上躺下來，把腿伸直或是將膝蓋彎曲，兩隻手臂放在身旁，掌心向上，閉上眼睛。如果可以的話，透過你的鼻子呼吸。專注在你的呼吸上。當你呼吸時，將你的手放在看起來起伏最大的地方。如果這個地方是在你的胸腔，你需要將呼吸練得更下面一些，讓你的腹部起伏最明顯。當你緊張或焦慮時，你的呼吸會變得急促，上胸腔的呼吸會變淺。現在將兩手放在你的腹部，並且注意在每個呼吸時你的腹部如何起伏。注意你的胸腔起伏是否和你的腹部協調一致。持續做這個動作幾分鐘。慢慢地起來。這個運動你可以在工作的休息時間做，如果你不方便躺下來，可以坐在椅子上。

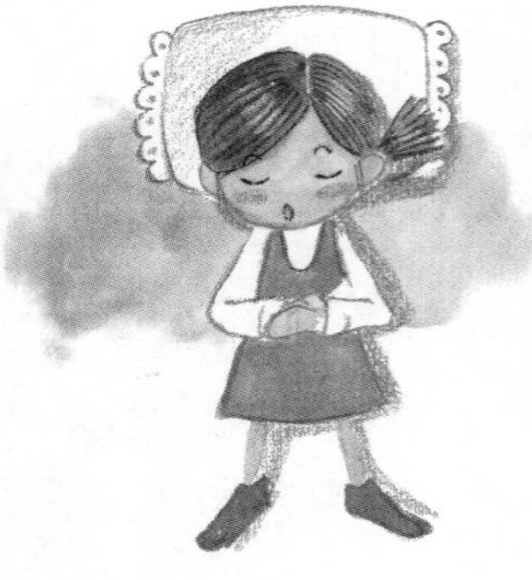

深呼吸

這個運動可以用不同的姿勢練習。但是如果你可以膝蓋彎曲地躺下來並且伸直脊椎，效果最好。躺下來之後，審視你自己身體的緊張。將一隻手放在你的腹部，另一隻手放在胸腔。從鼻子慢慢地、深深地把氣吸進腹部，你的手隨著腹部向上鼓起，直到你感覺舒服。你的胸腔應該只有因爲要將氣移到腹部而牽動一點點。當你感覺呼吸自在時，從鼻子吸氣從嘴巴吐氣，當你緩緩地呼氣時發出放鬆的嘶嘶聲，這會放鬆你的嘴、舌和下顎。繼續做長而緩慢的深呼吸，讓你的腹部鼓起又凹下。當你變得愈來愈放鬆時，將注意力集中在你呼吸的聲音和感覺。這個深呼吸一次做五到十分鐘，一天做一到兩次。在每次聚會的尾聲時，審視你身體的緊張度。當你習慣使

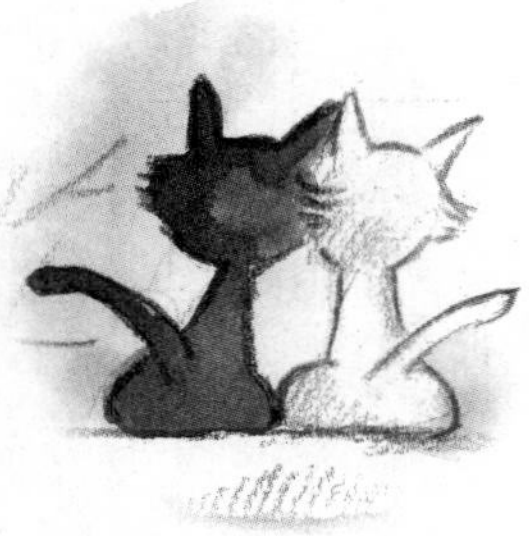

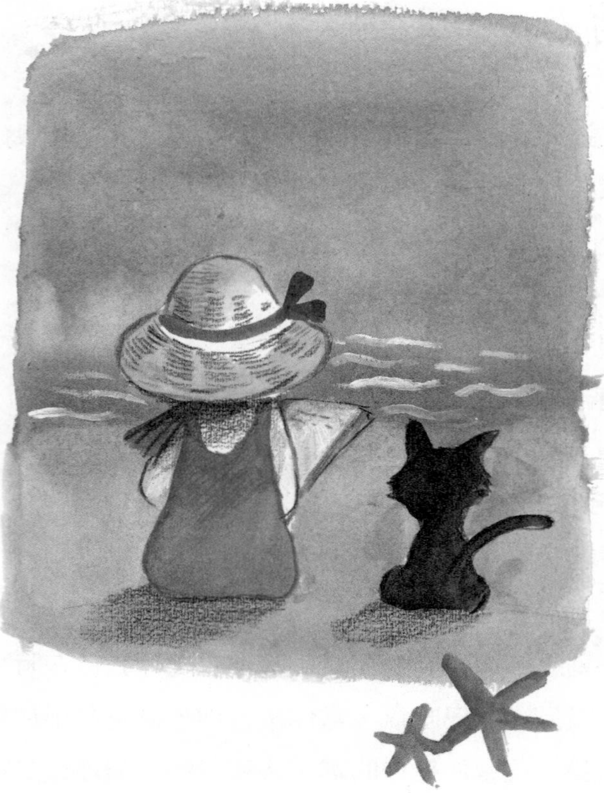

用這個運動之後，無論你是站著、坐著或是躺著的姿勢，你都可以練習它。

內在探索

選擇你身體的某一部分並且在此集中你所有的注意力，在你腦海裡仔細地探索你身體的這個部分。你身體這部分的感覺是什麼？它如何運作？它都做什麼？它會緊張嗎？如果是的話，練習放鬆你身體這個部分。你可能想選擇你身體比較緊張的部位，例如脖子、肩膀、下顎、前額或下背。或者你可能選擇內在比較緊張的部位，像是胃部或胸腔。另一個方法是將注意力集中在你很少想到的身體部位，像是你的腳趾、手肘或是你的膝蓋後面。

活在當下

我們生活中多數的壓力都是來自對過去的思索或是對未來的煩惱。當你所有的注意力都集中在當下或是你現在做的事情，就沒有空間再去感覺任何其他事情。當你沈思時，你的所有注意力都集中在當下。當其他想法干擾時，把你的感覺轉回到現在，不需要單獨處在特別的地方才能做到。當你因爲排隊等待、等紅綠燈、陷於車陣而感覺煩躁，以及感覺壓力過大或是憂慮時，試著這樣做。並留意這種放鬆方法會讓你感覺有何不同。

漸進的放鬆

這個技巧的目的是透過有系統地繃緊和放鬆身體的肌肉，讓你集中注意力在身體感官和放鬆的滋味。你可以錄下這個練習的過程，如此一來當你有需要時就可以使用它。確定你在錄音帶裡給自己時間繃緊和放鬆你的肌肉。

找一個安靜、不受打擾的地方，你可以躺下來或是坐在椅子上做，只要你覺得舒服即可。

閉上你的眼睛。現在盡可能緊握你的右拳。在你做這個動作時留意緊張的感覺。持續緊握拳頭一會兒。現在放鬆，感覺你的右手放鬆下來，並且和你之前感覺的緊張做個比較。再次把你的右拳握緊，然後放鬆，再一次，注意有什麼

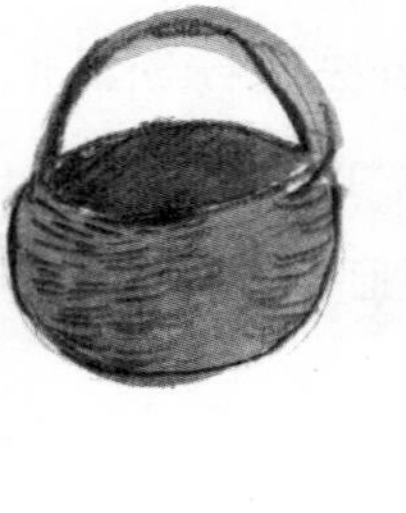

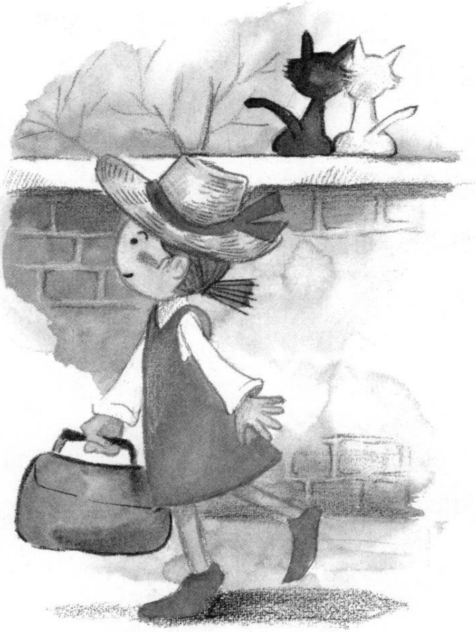

不同之處。

現在盡可能緊握你的左拳。當你做這個動作時留意緊張的感覺。持續緊握拳頭一會兒。現在放鬆，感覺你的左手放鬆下來，並且和你之前感覺的緊張做個比較。再次把你的左拳握緊，然後放鬆，再一次，注意有什麼不同之處。

把你的手肘彎起來，儘量繃緊你的肌肉。注意緊繃的感覺。放鬆並伸直你的手臂。讓放鬆的感覺穿過你的手臂，和你之前感覺的緊繃做個比較。再次繃緊並放鬆你的肌肉。

盡可能將你的前額皺緊。現在放鬆，讓前額變得平滑。感覺你的前額和頭皮變得放鬆。現在再次皺起來，注意傳送過你前額的緊張感覺。放鬆並且讓你的前額變平滑。

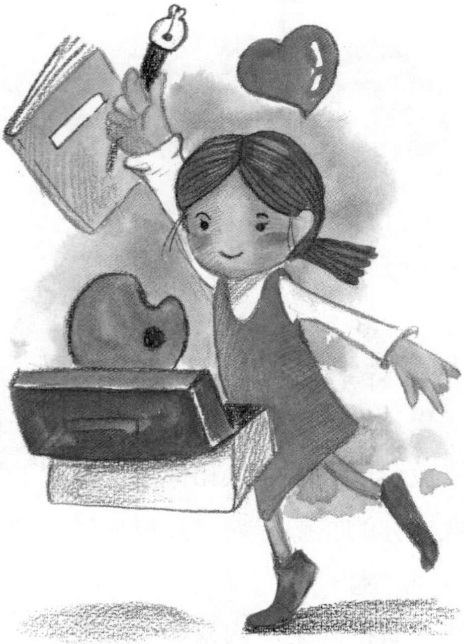

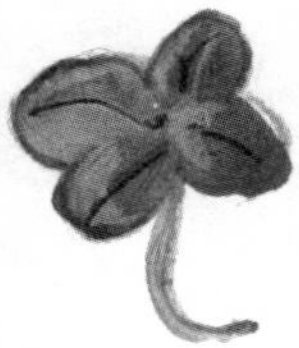

現在閉上眼睛並且很用力地瞇起來。感覺這個緊張。現在放鬆你的眼睛。再一次繃緊和放鬆你的眼睛。現在輕輕地閉上眼睛。

現在收緊你的下巴，感覺穿過你下巴的緊張。現在放鬆你的下巴。你的嘴唇會輕輕張開。注意不同之處。再次收緊和放鬆。

把你的舌頭頂在上顎。現在放鬆。再做一次。

閉緊你的雙唇。現在放鬆。再做一次。

讓放鬆的感覺穿過你的前額、頭皮、眼睛、下巴、舌頭和嘴唇。

讓你的頭儘量舒服地後仰，觀察脖子的緊繃感。把頭轉到右邊，注意緊張如何移動和改變。把頭轉到左邊，注意緊張如何移動和改變。現在把你的頭轉正並且向前，讓下巴貼緊你的胸部。注意你的喉嚨和脖子後面的緊張。現在放鬆，讓你的肩膀回到舒服的位置。讓你自己感覺愈來愈放鬆。現在聳起你的肩膀，頭部向下放在兩肩之間。放鬆你的肩膀。讓肩膀放下來，讓放鬆的感覺穿過你的脖子、喉嚨和肩膀。感覺這美好、深沈的放鬆。

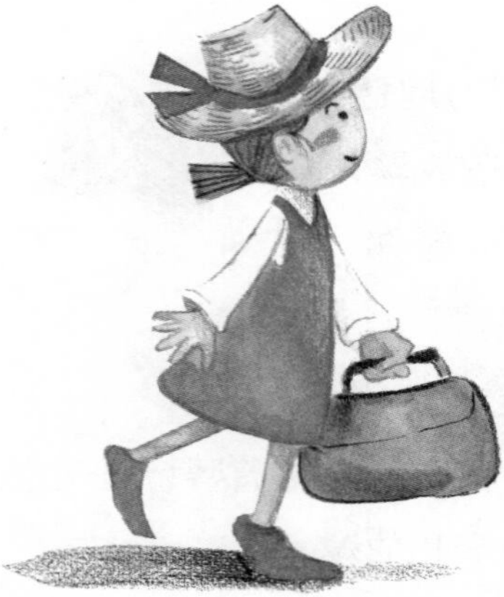

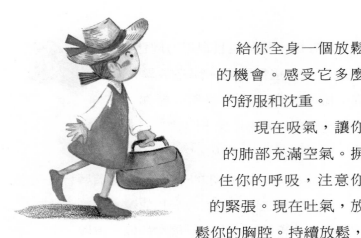

給你全身一個放鬆的機會。感受它多麼的舒服和沈重。

現在吸氣，讓你的肺部充滿空氣。摒住你的呼吸，注意你的緊張。現在吐氣，放鬆你的胸腔。持續放鬆，慢慢地吸氣和吐氣。重複這個呼吸幾次，並且注意你的身體不再緊張了。

繃緊你的胃並且停留在緊繃狀態。感覺你的緊張。現在放鬆你的胃。現在把你的手放在胃部，把氣深深吸進你的胃部，把你的手往上推。停留一會兒，然後放鬆。現在拱起你的背，不要用力，讓你身體的其他部分儘量地放鬆。注意你下背的緊張。現在愈來愈放鬆。

繃緊你的臀部和大腿。收縮你的大腿，讓你的腳後跟盡可能地往下壓。現在放鬆，並且注意不同之處。再做一次。現在捲起你的腳趾，繃緊小腿。注意你的緊張。現在放鬆。把你的腳趾彎向你的臉，讓你的腿部繃緊。放鬆，注意不同之處。當你愈來愈放鬆時，感覺重量穿過你的身體下方。放鬆你的腳、踝、小腿、膝蓋、大腿和臀部。現在讓放鬆的感覺擴散到你的胃、下背部和胸腔。愈來愈多。你的肩膀、手臂和手感到愈來愈放鬆，愈來愈放鬆。注意你的頸部、下巴和所有顏面肌肉放鬆的感覺。現在只要放鬆，並且在你回復做其他活動之前，注意你整個身體感覺如何。

引導式想像

引導式想像（guided imagery）乃是運用你的想像力，將注意力導入放鬆和復元的方向。試試下列的引導式意象冥想。

找一個非常舒服的坐臥位置。確定你夠暖和但不要太暖和，以及不會被電話、門鈴或其他人的需求干擾。

凝視你頭上天花板的某個定

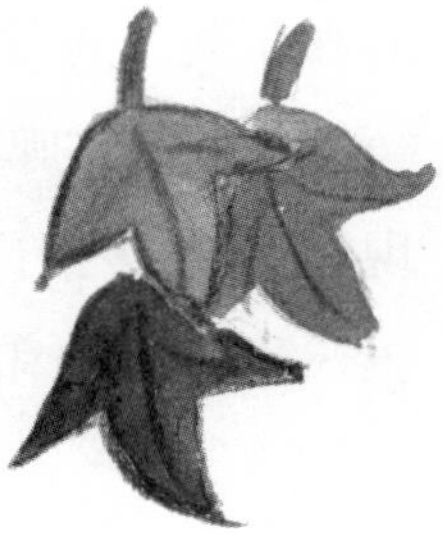

點。深深地吸氣，數到8；停留，數到4；吐氣，數到8。重複做兩次。

現在閉上眼睛，但讓它們仍維持在凝視天花板時的同一個位置。

吸氣，數到8；停留，數到4；吐氣，數到8。

現在集中注意力在你的腳趾，讓它們完全地放鬆。現在將放鬆的感覺緩緩地移上你的腳，穿過你的腳後跟和小腿一直到你的膝蓋。現在讓放鬆的暖和的感覺移到你的大腿。感覺整個身體下半部放鬆。讓放鬆的感覺非常緩慢地穿過你的臀部、下腹部和下背部。現在感覺它在移動，非常緩慢地移到你的脊椎，穿過你的腹部。現在感覺暖和的放鬆流進你的胸腔和上背部。

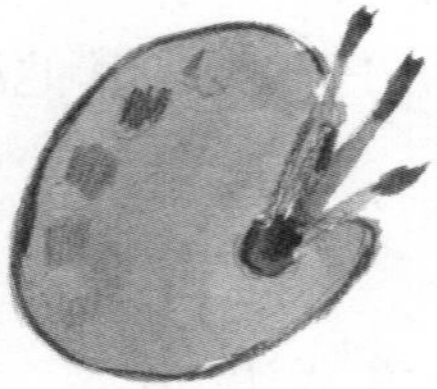

讓這個放鬆的感覺從你的肩膀流到手臂，穿過手肘和手腕，再從手和指尖出來。現在讓放鬆的感覺緩緩地穿過你的喉嚨，直到你的頸部非常柔軟和放鬆。現在讓它移到你的臉部。讓放鬆的感覺充滿你的下巴、臉頰肌肉和眼睛周圍。讓它移升到你的前額。現

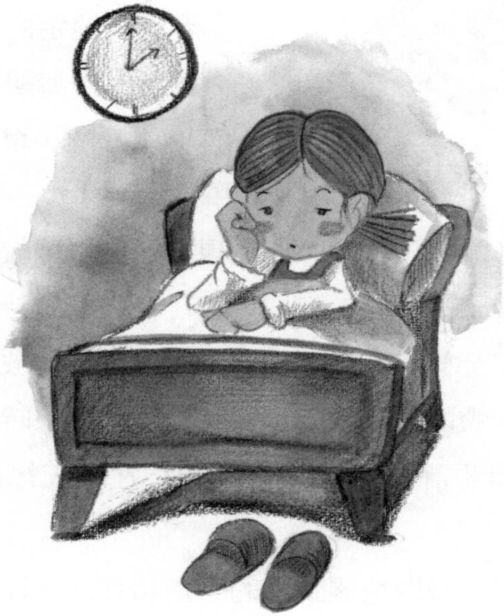

在讓你整個頭皮放鬆，並且感覺溫暖和舒服。放鬆的溫暖感覺充滿你身體的每寸肌肉和每個細胞，你的身體現在完全地放鬆下來。

現在想像你自己晴天在海邊的沙地上散步，當你散步時，你感覺背後陽光的溫暖。你在沙地上躺下來，沙地支撐著你，你的背部感到溫暖和舒服。陽光

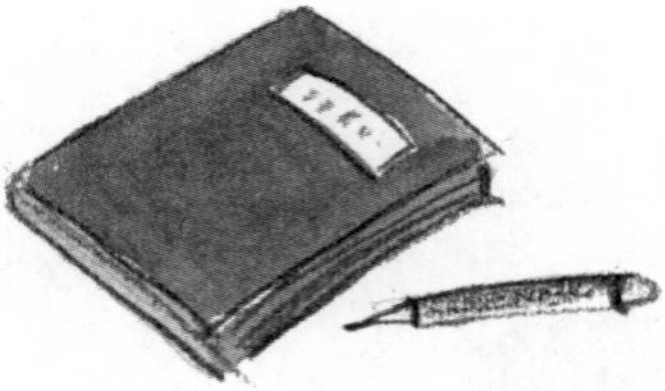

溫暖你的身體。你聽到浪濤以穩定的節奏拍打著海岸。海鷗的聲音在你頭上呼喚，增加你快樂滿足的感覺。

當你躺在這裡時，你發現自己全然地放鬆。你覺得世界安全與平靜。你知道在任何需要的時刻，你都有能力完全放鬆自己。你知道透過完全地放鬆，是給自己的身體回復平穩的機會，而當你醒來時你會發現自己覺得平靜、放鬆，並且能夠在當天繼續你的工作。

現在，慢慢地擺動你的手指和腳趾。緩緩地睜開眼睛，重新開始你的活動。

《放鬆和減壓手冊》（*The Relaxation and Stress Reduction Workbook*, Davis, M., Eschelman, E. R. and McKay, M. Oakland, CA: New Harbinger Publications, 1998）可以提供你更多有關減輕壓力和放鬆的資訊。

坊間有許多指導你做放鬆運動的錄音帶，這些在健康食品店、書局和許多郵購管道都可以買到。

你可以自己製作放鬆的錄音帶，透過錄下本書中的或其他相關書籍中的放鬆運動，或是透過發展你自己感覺適當的運動。你會發現當你症狀發作或有不舒服的感覺時，藉助錄音帶最容易放鬆。

附錄E
具創造力、有趣、正向的活動

具創造力的活動是一種簡單、安全、有趣和正向的方法，有助於減輕不舒服的感覺與症狀。

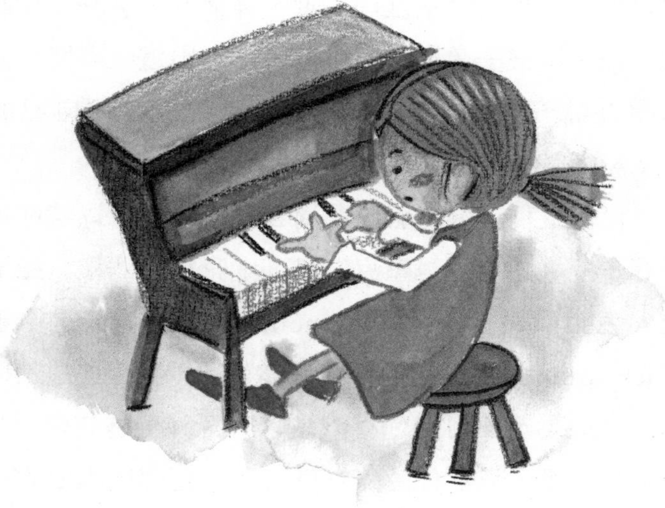

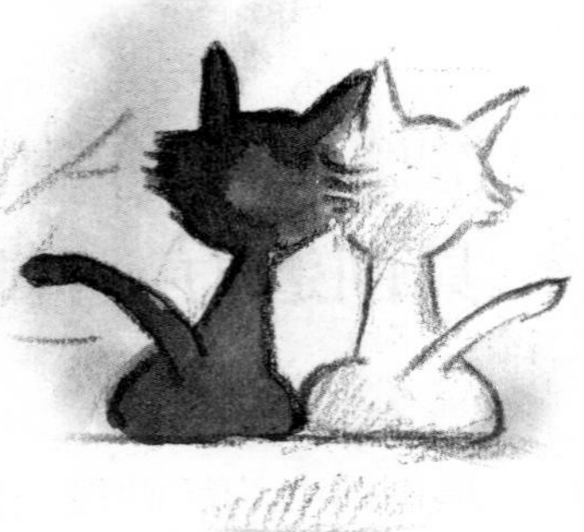

哪一些事情是你眞正喜歡做的？那種你眞的會「沈迷」的事情，當你正在做的時候會忘記任何的事情。可以幫助你覺得好一些的活動很多，方法包括：木工、編織、縫紉、做模型、刺繡、烹飪、攝影和心靈活動。也可能是釣魚、閱讀推理小說、彈鋼琴、烹飪、和寵物玩或是縫被子／拼布。爲你自己列出這些事情。把它掛在冰箱上以便參考，或是把它放在你自己的W.R.A.P冊子前頁。

任何一種讓你舒服的藝術表達方式都可以讓你感覺好一些。它可能是壓克力畫、水彩畫、油畫、蠟筆畫、色鉛筆畫（colored pencils）、木炭畫或是塗鴉（stick writing in the dirt）。或許你喜歡做黏土或是某種新的合成黏土。可能你喜歡做木雕、甚至是石雕——無論是什麼，只要你感覺好就行了。把你所需要的材料準備齊全並且開始做。手邊準備好這些材料會有幫助，如此一來當你覺得需要使用時便可以隨時拿得到。

記住，你做這個是爲了協助自己感覺好一些，並且宣洩感覺和情緒。這不是要對誰有好處，它不需要被評判或是打分數。

這些事情最難的部分便是開始。跟自己約定，每個活動都要嘗試個幾次。如果你喜歡它，讓它變成你每天或是每週計畫的一部分；如果你不喜歡它，試試看別種方法。繼續嘗試，直到你至少找到幾個你喜歡並且具創造力的活動。

爲了獲得最佳的健康，每天花些時間做一或兩項這些活動。你可能不時地想花一整天或是幾天的時間來做這些活動。

151

附錄F
寫日記

有歷史以來，人們早已習慣性地寫日記並且記錄活動、事件、夢想、思想和感覺。近年來我們更加注意到這項工具在處理各種情緒壓力的力量。許多人不

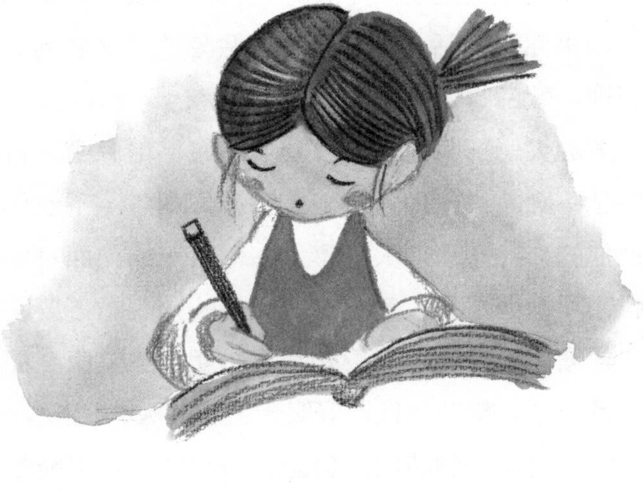

論感覺如何都會定期寫日記。

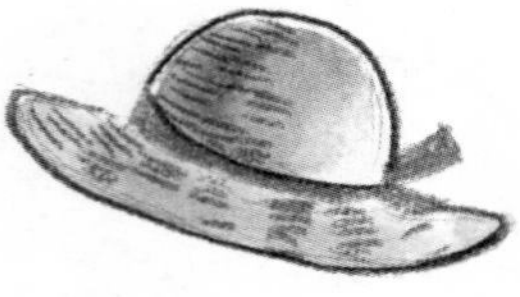

你需要做的只是拿一些紙、一支鉛筆或是原子筆，並且開始寫。寫任何你想要的、你感覺的事。它不需要有什麼道理。它不一定要眞實。它不需要令人覺得有趣。一再地重複也沒關係。無論寫的是什麼，都只爲了你自己。它是你的。

你不必煩惱有關標點符號、文法、拼字、筆跡、整潔或是不要超出格線。如果這讓你感覺好一些，你可以在整頁紙上亂塗。不要修正你的錯誤。只要繼續寫。如果你想的話，用畫的或黏貼圖片、文字到你的日記裡。亂寫。任何事都好。

多數人選擇將他們的日記作品嚴格地保密。日記的隱私不應該被任何人侵犯。除非你願意，不然你不必把你的作品和任何人分享。在你日記的前面寫個便條聲明「裡面是私人資訊，沒有我的允許請不要閱讀它，謝謝。」有些人覺得和家人、朋友或健康照顧專業人員分享有幫助並且很舒服。這是個人的選擇。

每天設定一個時間寫日記會有幫助。它可能是早晨一大早或是晚上睡覺之前。花多少時間寫隨你高興。有些人喜歡設定一個時間。你可以在任何時間寫你的日記——每天一次、一天數次、每週、睡覺前、起床時、晚餐後、任何你喜歡的時間——選擇權在你自己。你不需要立志之後的日子都要寫日記——只是在你想寫的時候寫。

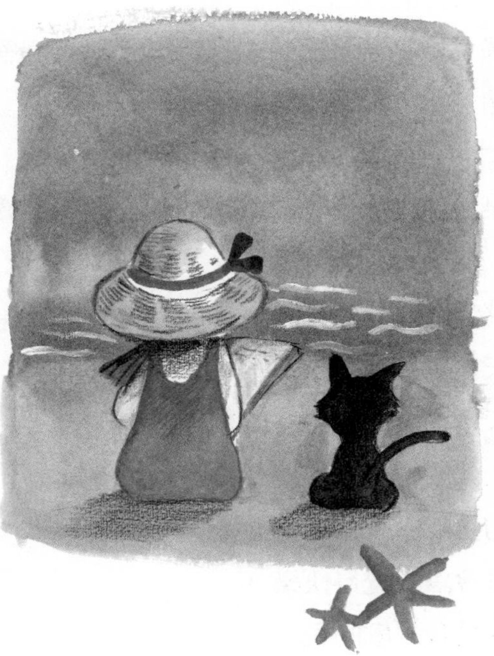

你可以用你喜歡的速度寫，快或慢。你可以寫多或寫少，只要你喜歡。你可以寫詩、短文、韻文、長篇小說、短篇小說、虛構小說、事實、你的自傳、某人的自傳、希望、幻想、夢想、信仰、討厭的事等等。它可以每次都相同或都不同。

找一個安全隱密的地方保管你的日記，像是你內衣抽屜的底層或是架子上方。你家裡的其他人應該尊重你私人日記的權利。

如果你覺得開始寫日記有困難，試著回答一些下列的問題：

如果我的人生可以依我想要的方式，那會是什麼樣子？
我喜歡我自己的什麼：
今天什麼讓我覺得很好？
今天什麼讓我覺得悲傷？
今天什麼讓我覺得快樂和興奮？
我的生活中有哪些壓力？
什麼會讓我覺得快樂？
哪些是我喜歡的人？

寫一封信給你想責罵的人，儘管你知道這樣做不明智，或者寫給某個收不到信的人。

寫封信給自己，假裝你是你自己最好的朋友。

列出這一天（這個月、今年、你的一生）發生的最棒的事情

在我身上曾經發生過最棒的事是：

在我身上曾經發生過最糟的事是：

我想要活下去，因為：

附錄G
音樂

聽音樂和演奏音樂可以幫助人們感覺好一點。思索一下哪些音樂類型會讓你感覺好一點。

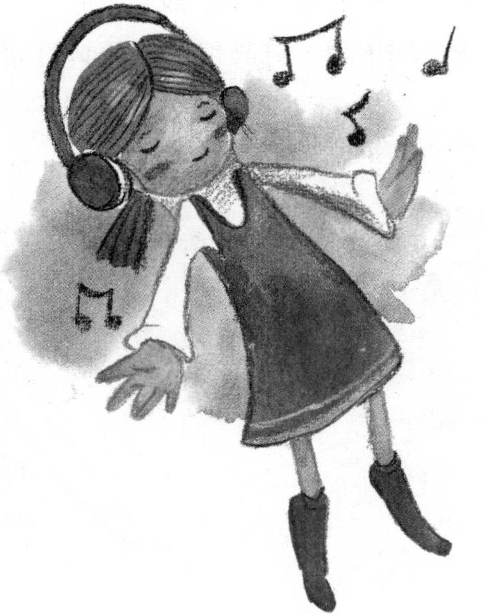

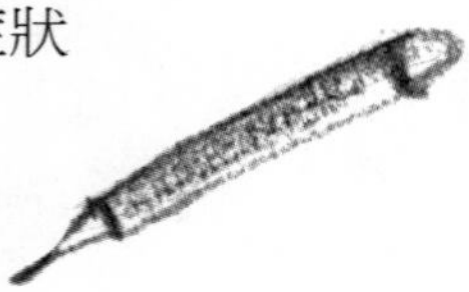

當你覺察到不舒服的感覺或症狀時，在這天花些時間聆聽這些類型的音樂。讓你自己手邊準備好這些錄音帶或是CD，或是找出以播放你喜歡的音樂爲主的頻道。

演奏音樂也是一個紓解感覺和被壓抑的情緒的好方法。花些時間彈奏你喜歡的樂器。記住，你不必彈得很好或者甚至是很喜歡彈。你不需要任何人批評你。僅僅是爲了彈而彈，爲了樂趣而彈。

以這個目的來說，打鼓很棒。放某張你喜愛的音

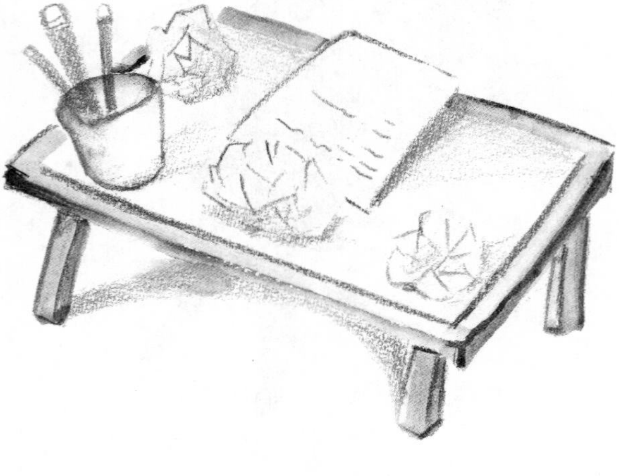

樂，然後僅僅是跟著打節拍。盡情享受。如果你沒有鼓，找個可以打出節拍的東西來用就行了。

附錄H
飲食

你可能開始注意到當你吃下某種食物後，不舒服的症狀會開始或增加。最常見的「壞東西」是糖、咖

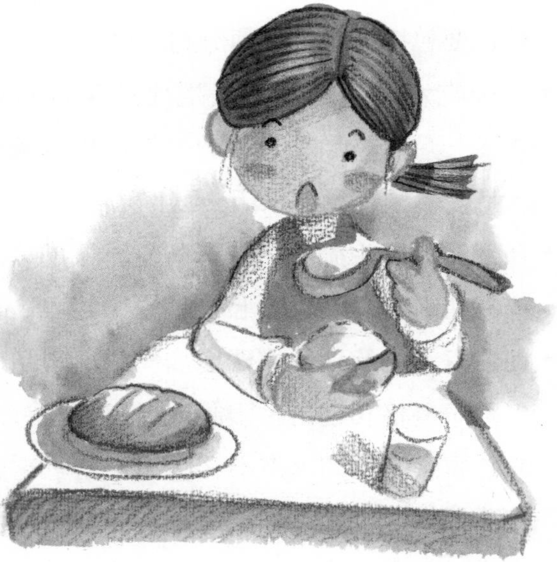

啡因、重鹽和高脂的食物。試著開始更警覺你吃下什麼東西。在你吃下這個東西之後的一個半鐘頭或更久的時間，留意你的感覺。根據這個來調整你的飲食。你可能會想要諮詢營養學家來找出適合你的飲食。

爲了你的最佳狀態，每天嘗試下列這些健康的飲食指引：

- 每天至少吃五份蔬菜（每份大約半杯）。每天一份大的沙拉可以幫助你攝取足夠的蔬菜。同時也要包括至少一或兩份的水果。
- 至少吃六份穀類食物。這比蔬菜容易達到要求。一片全穀類麵包等於一份，相當於一碗玉米片、義大利麵或米飯。
- 在你的飲食中攝取一些蛋白質，像是魚、家禽或其他肉類、蛋、起士、豆類或大豆製品。
- 在你每天的飲食中還要增加一些乳製品，像是牛奶、優格和起士。限制或是避免含有大量糖的乳製品，例如冰淇淋和冷凍優格，它們偶爾嚐嚐很棒，但是你如果太常吃，你可能會感覺更糟。不要養成每天在放學或下班回家的路上吃冰淇淋甜筒的習慣。

- 將人工的、精細的和加工過的低營養價值食物換成健康自然的食物。

附錄I
運動

運動有助於減輕不愉快的症狀。當你運動時，你將會發現：

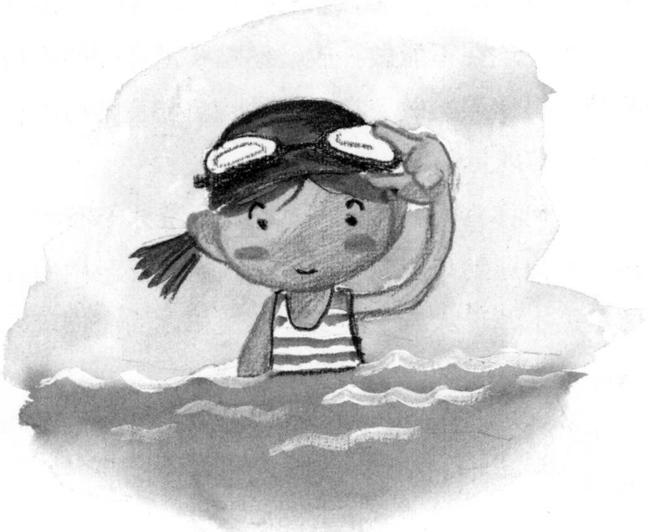

- 你感覺好一些
- 你睡得好一些
- 你的記憶力和集中精神的能力有改善
- 你不舒服的症狀減少
- 你比較不會感到煩惱和焦慮
- 你的自尊提高了

通常當你感覺不佳時，要提起勁去運動是很困難的。記住，即使是移動幾分鐘都會有幫助。盡你所能。如果你現在不能做，放輕鬆點。當你開始覺得好一些時，盡快開始做。當你運動時，聽音樂可能會讓你覺得更有能量。

做任何你喜歡的運動——散步、游泳、溜冰、直排輪、滑板運動、衝浪、滑雪、跳舞，甚至做戶外雜務像是鋸木頭、除草、園藝，以及和你的寵物玩耍，這些都會有幫助。

你可以每天都做同樣的運動，或者根據天候狀況、你的喜好和你需要完成的

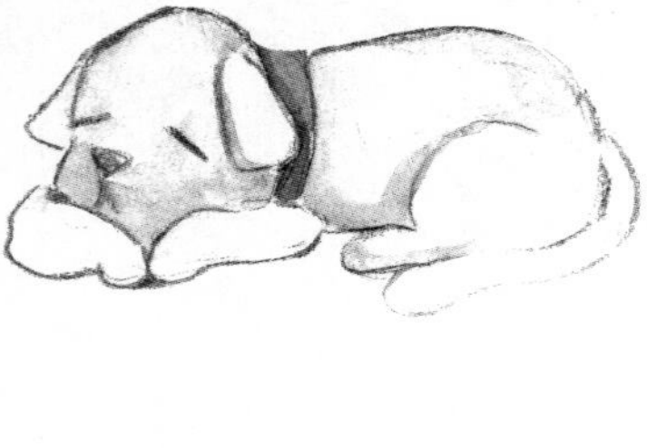

事情而做不一樣的運動。你不必參加昂貴的健身俱樂部（雖然它提供很好的服務，假如你負擔得起）。它不必很費力氣，即使散步也會有幫助。

如果你最近沒有運動或是有健康方面的問題影響你運動的能力，在你開始運動計畫之前先找你的醫師做個檢查。

附錄J
光線

你是否已注意到在秋冬之際或是連續幾天陰天時你會覺得狀況變糟？如果你對這些問題的答案是肯定

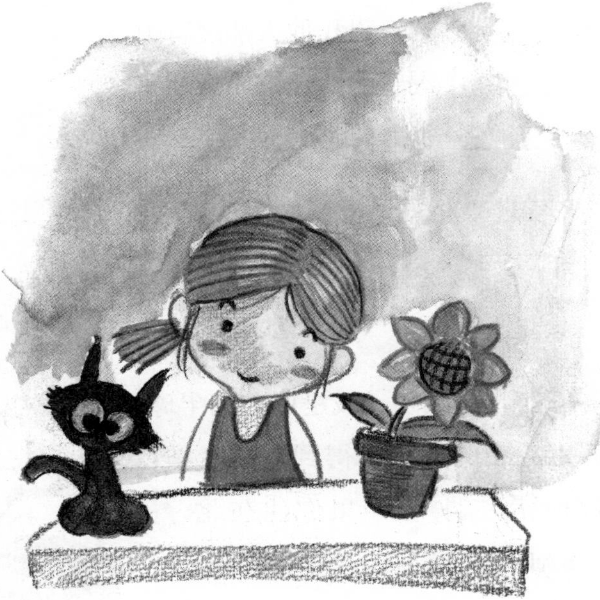

的，並且和下列幾個症狀相符合，你可能已經得到季節性情緒失調（Seasonal Affective Disorder），更爲人知的稱呼是SAD（簡稱）：

在秋季和／或冬季，我

________ 缺乏活力

________ 想要睡得更多

________ 早上爬不起來

________ 對自己和他人都沒有耐心

________ 渴望甜食和垃圾食物

________ 很難有創造力

________ 很難全神貫注和集中注意力

________ 很難有動機做任何事

________ 無法像平常做一樣多的事

住在北方氣候（或是住在南半球南部）的人比起住靠近赤道的人更常得到SAD（季節性情緒失調）。如果你住在北方，SAD或眼睛缺少光線甚至更可能是造成你憂鬱症問題的部分

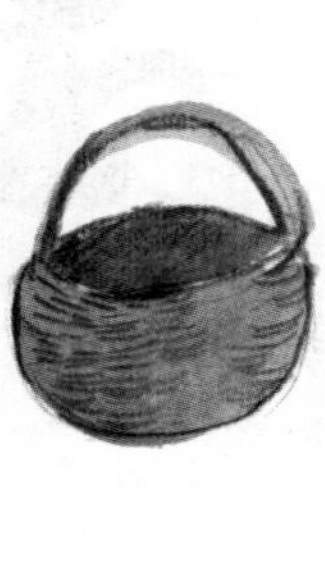

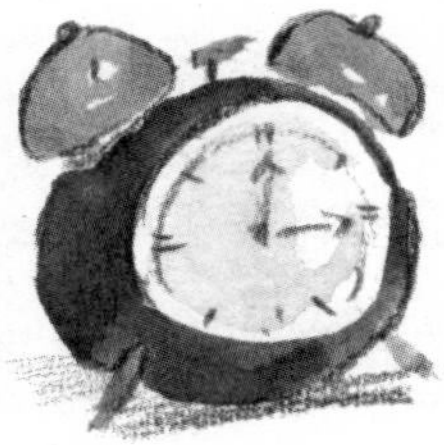

或全部原因。在冬季，白天會比較短，我們在黑暗中起床和上班上學，並且在天黑後回家。有時候我們整個白天都不會外出。

科學家發現眼睛暴露在陽光下會讓有憂鬱症的人感覺好一些。在戶外的光線下，會影響腦內神經傳輸的活動。

如果你認爲自己可能有季節性情緒失調，告訴你的醫師。他／她可能可以提供你處理這種失調的資訊。如果他／她知道的不多，請他／她把你轉介給知道如何處理的醫師。一位熟知光線治療的醫師會協助你：

- 診斷你是否有季節性情緒失調；
- 確定光線治療法是適當的，並且沒有其他需要處理的醫療狀況；
- 和你一起發展適合你計畫和生活方式的治療；
- 藉由監督你做的情形來幫助你；
- 提供更多想法，讓你得到更多的光線；

• 給你需要的鼓勵和支持。

如果你有季節性情緒失調，這裡有一些簡單、安全、有效的方法，可以協助你讓自己感覺好一些。

1. 每天花至少半個鐘頭在戶外，即使是陰天。如果你在上學或上班，在午餐時間試著花些時間在戶外。眼鏡、太陽眼鏡或隱形眼鏡都會阻絕一些你需要的陽光，但是如果你在散步時無法看清楚，或是在一些戶外活動無法缺少眼鏡，那就坐在長椅上吃午餐或者和朋友聊天。

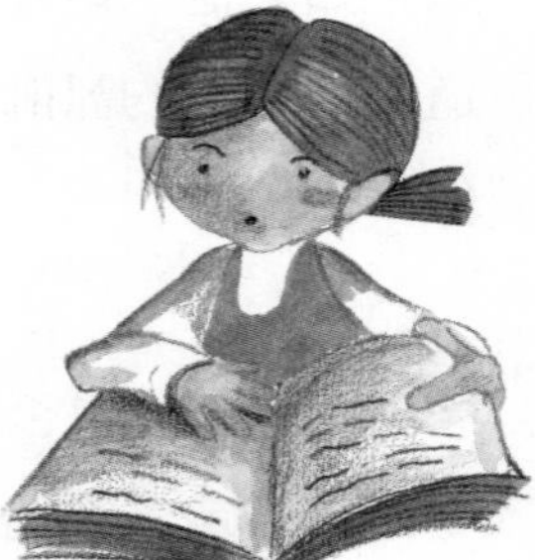

2. 凝視天空會有幫助，但千萬不要直視太陽。透過雪的反射，你在戶外獲取的陽光量會增強；而透過暗色物體的反射，例如建築物和樹，陽光量會減少。
3. 讓你的室內空間保持光線良好，讓大量的光線

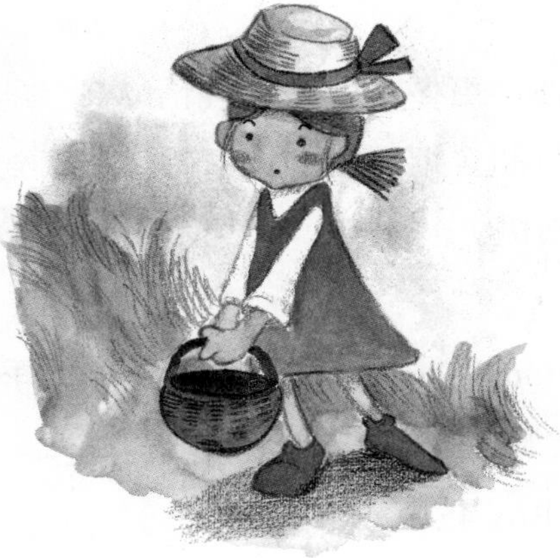

進來，盡可能和戶外的光線一樣多。儘量多花點時間待在靠近窗戶的地方。

4.考慮使用光線箱（light box）。

有些人注意到當他們開始透過眼睛增加光線量，症狀幾乎立刻紓解。它通常要花四到五天才會發生作用，但是也可能要等到二個禮拜。如果你覺得做了兩個禮拜的光線療法後沒有任何的好轉，你的問題可能不是季節性情緒失調。

讓皮膚曬成古銅色的箱子（tanning booths）只是把光線照在皮膚上，並不符合光線療法的要求。

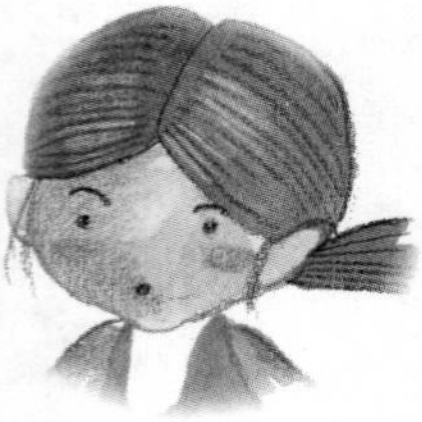

想要獲得更多有關季節性情緒失調的資訊，可以寫信或打電話到下列機構：

- National Organization for SAD（季節性情緒失調全國性組織）
  PO Box 451
  Vienna, VA 22180

- Society for Light Treatment and Biological Rhythms（光線治療和生物性節律公會）
  PO Box 478
  Wilsonville, OR 79070
  (503) 694-2404

- National Institute of Mental Health （國家心理衛生組織）

Building 10, Room 4S-230

9000 Rockville Pike

Rockville, MD 20892

(301) 496-2141

附錄K
睡個好覺

晚上睡得好會幫助你覺得好一點。對大多數的人來說，一個晚上睡六到八小時就足夠了（如果你睡太多，反而會覺得更糟）。

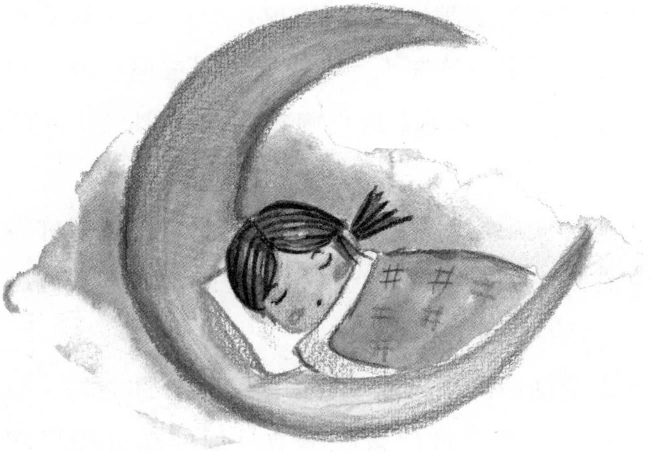

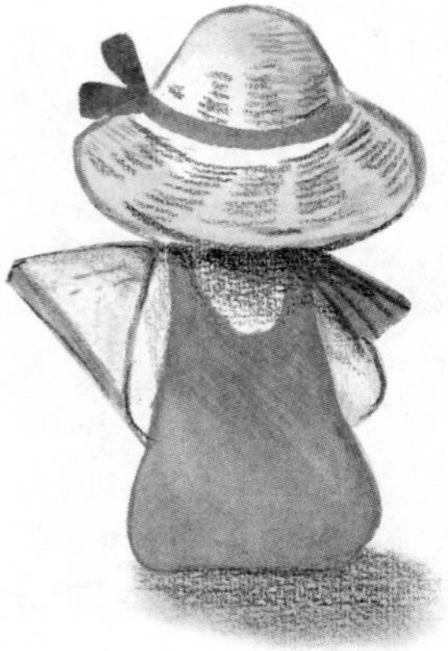

下列的小技巧能夠幫助你每天晚上睡個好覺：

- 每天晚上在同樣的時間上床，並且每天早上在同樣的時間起床。如果你比平常晚睡，無論如何也要在同樣的時間起床。你可以在這天稍後午睡。
- 避免「睡過頭」，這會讓你感覺更糟。
- 避免或是限制你飲食中的咖啡因含量。咖啡和茶不是唯一的罪人，巧克力、某些蘇打飲料以及某些止痛劑都含有夠多的咖啡因來干擾睡眠。
- 避免使用尼古丁。它是一種興奮劑。如果你現在無法放棄抽煙的習慣，避免睡前兩到三個鐘頭內抽煙。
- 避免使用酒精。雖然它可能有助於你入睡，但它可能會讓你比較晚睡並且可能讓你提早起床。

- 飲食規律並且避免睡前吃消夜。不要略過任何一餐。
- 吃大量的乳製品。它們含有可以幫助你入睡的鈣質。如果你不能吃乳製品，和你的醫師討論有關鈣的補充。
- 每天運動，但避免上床前做費力或激烈的活動。
- 當你試著入睡時，使用會自動停止的錄音帶或是唱片來播放使人平靜的音樂。
- 集中注意力在你的呼吸，當你呼吸時無聲地重複「吸」和「呼」。
- 上床之前閱讀一本沒有刺激性的書籍，或是觀賞一齣令人感到平靜的電視節目。
- 在日記上寫下任何事情和每件事，直到你覺得太睏而無法繼續寫為止。
- 在你睡覺之前來一份火雞三明治和一杯牛

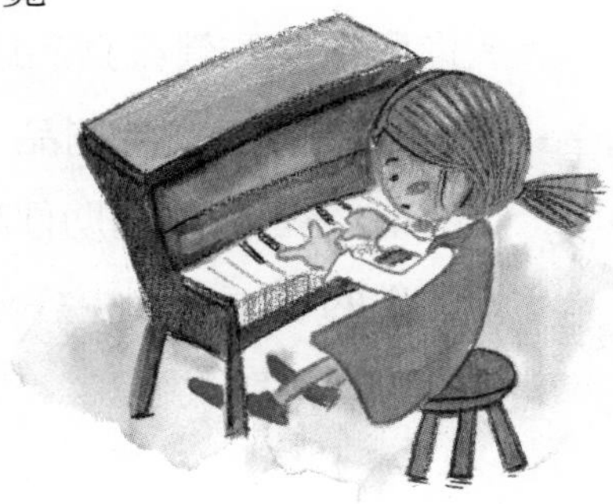

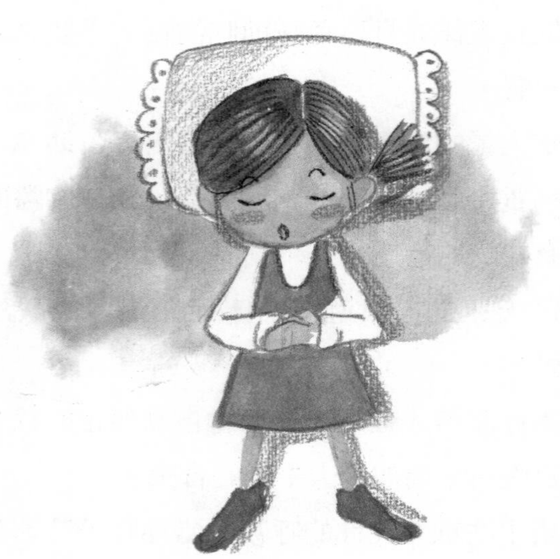

奶會增加你的血清素濃度（一種神經傳輸素），並且會讓你想睡覺。

- 上床之前洗個熱水澡或淋浴可能會幫助你入睡。
- 你所在地的健康食品店會有各種促進睡眠的草藥和順勢療法調劑品（homeopathic preparations），也許能幫助你睡個好覺。
- 在你的枕頭上滴少許薰衣草精油有助於放鬆並且可以幫助入睡。

- 如果更年期症狀例如潮紅和夜汗干擾你的睡眠，請你的健康照護專業人員給你賀爾蒙或草藥補充品。

生命復元行動計畫

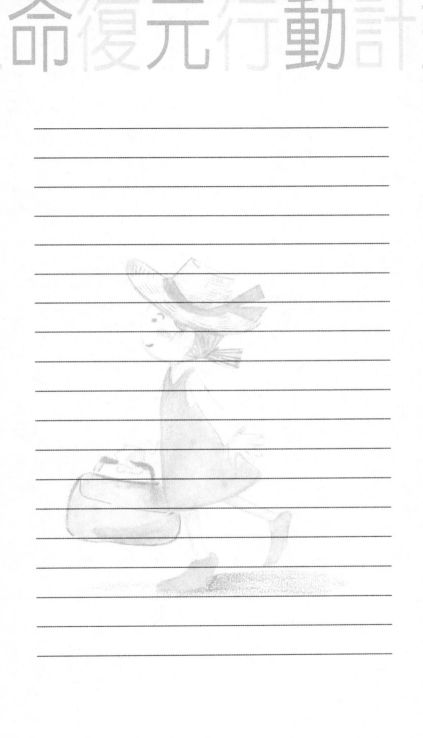

生命復元行動計畫

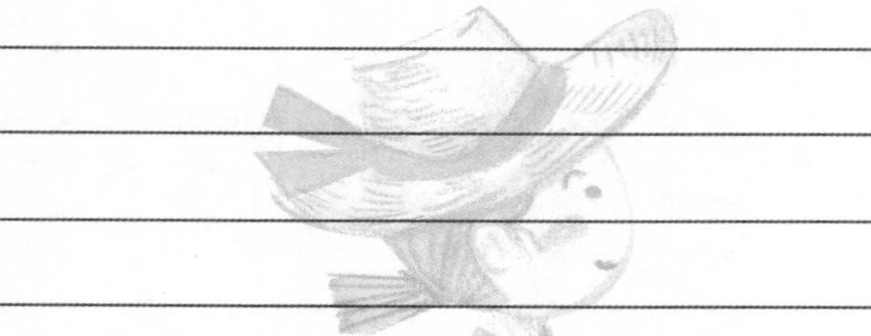

生命復元行動計畫

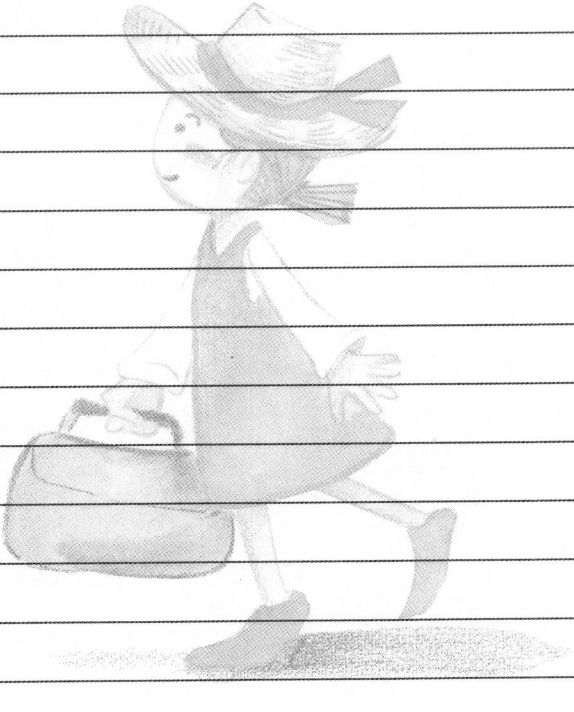

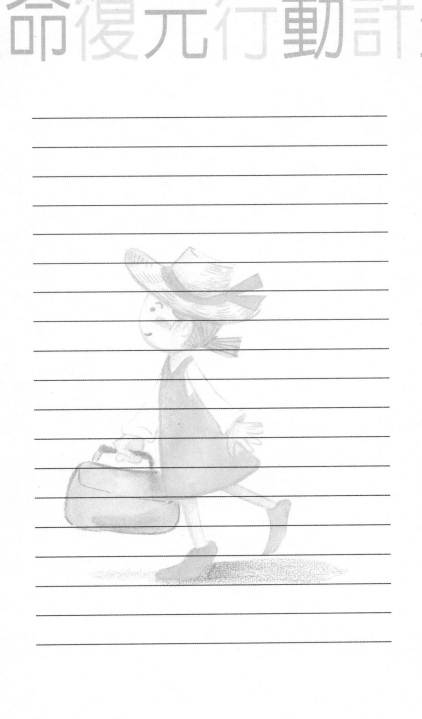

生命復元行動計畫

生命復元行動計畫

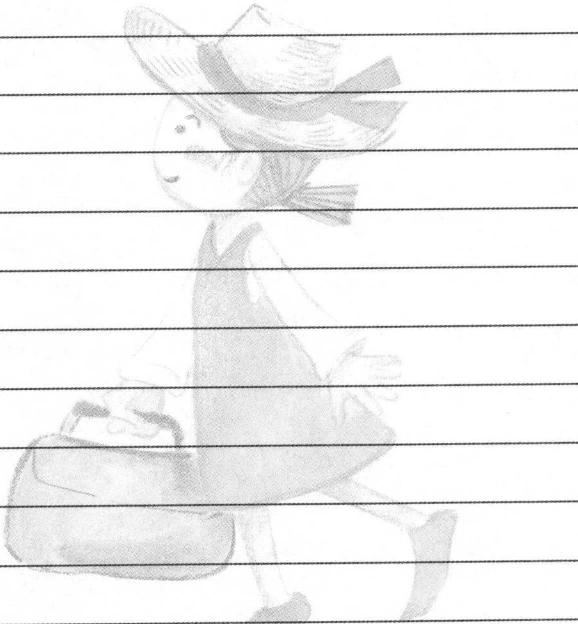

生命復元行動計畫

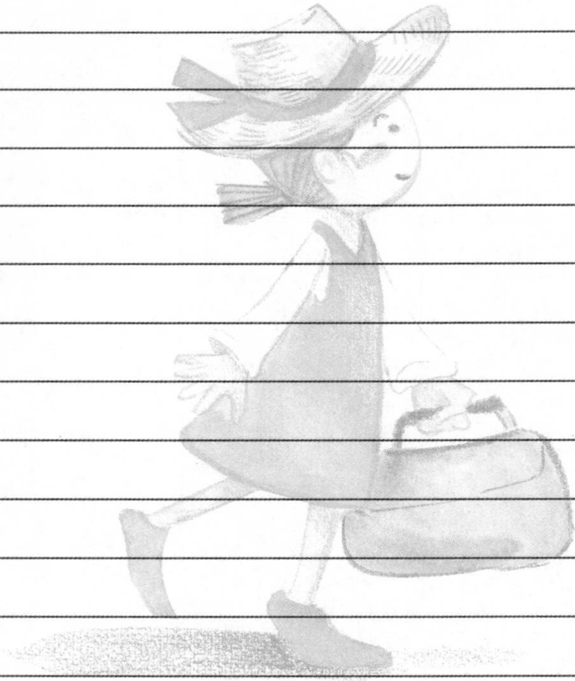

重重提起 輕輕放下

——生命復元行動計畫

現代生活系列 14

著　　者／Mary Ellen Copeland
校 閱 者／宋麗玉
譯　　者／劉素芬
出 版 者／揚智文化事業股份有限公司
發 行 人／葉忠賢
總 編 輯／林新倫
執行編輯／晏華璞・張何甄
美術編輯／周淑惠
插　　畫／黃贊倫
登 記 證／局版北市業字第1117號
地　　址／台北市新生南路三段88號5樓之6
電　　話／(02)2366-0309
傳　　眞／(02)2366-0310
E-mail／service@ycrc.com.tw
網　　址／http://www.ycrc.com.tw
郵撥帳號／19735365
戶　　名／葉忠賢
印　　刷／鼎易印刷事業股份有限公司
法律顧問／北辰著作權事務所　蕭雄淋律師
初版一刷／2004年5月
定　　價／新台幣180元
ＩＳＢＮ／957-818-622-3
原文書名／Wellness Recovery Action Plan (Revised Edition)

國家圖書館出版品預行編目資料

重重提起 輕輕放下：生命復元行動計畫 / Mary Ellen Copeland著；劉素芬譯. -- 初版. -- 台北市：揚智文化, 2004[民93]
面；　公分. -- （現代生活系列；14）
譯自：Wellness recovery action plan
ISBN 957-818-622-3（平裝）

1. 憂鬱症

415.998　　93006154